體態平衡與疼痛的根源

揪出全身疼痛的關鍵原因！

大馬知名體態矯正團隊

蔡定成、張嘉和、葉明嘉 合著

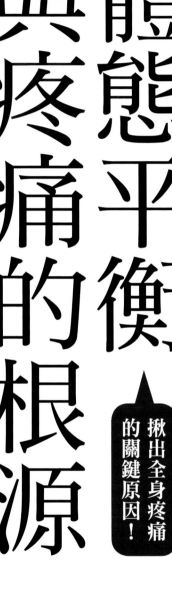

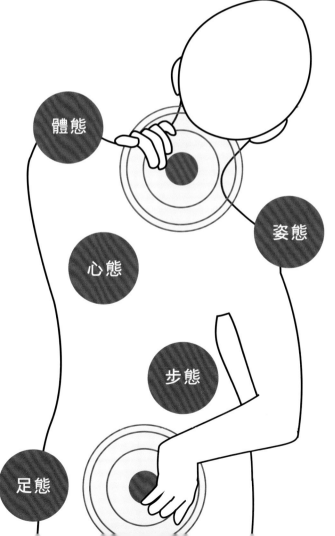

體態

心態

姿態

步態

足態

目錄

第 1 章　體態‧姿態‧步態‧足態與心態

（本書全數個案照片經筆者向個案授權後，予以刊登）

從母親的痛苦中走出
另闢一片不同於傳統醫療的視野

本書第一作者、古晉全民西醫診所院長 蔡定成

這本書的產生是希望帶動一個善念循環的分享。

觀念和思維的建立很重要。要如何跳脫傳統的醫療觀念框架，對於一般人是不容易的事情；對於醫師來說更是一件不易突破的想法，遑論改變觀念。

過去 30 年來，醫療體系建立在以臨床實證的基礎，如果沒有通過實證醫療（Evidence Based Medicine）的驗證，是無法在臨床上被接納和應用的。實證醫學原本的意義是保護病患的生命安全、避免無效或過度的醫療被濫用，但是環顧現今醫療環境，許多以商業利益為前提的醫療體系，主導了以盈利為目標的醫療服務，讓國家和人們承擔很沉重的醫療成本，卻未必能夠享有對等的健康。這樣的醫療導向讓人們越來越習慣被「醫療」照顧而失去自我警惕，一昧依賴醫療的治療，也失去了幫助自己享有健康的機會。

當醫療人員本身或家人遇到棘手的健康問題，我們也期待同僚的專業可以協助改善問題。但是在臨床上，除了使用藥物或手術治療能快速改善病情，許多身體的慢性疼痛卻無法依靠藥物或者手術獲得解決或改善。

我畢業於國防醫學院，在臨床的學習上抱著強烈的好奇心遊走在內科和外科，不同科別都有吸引我學習的醫學元素。最後，反而走上家庭醫學及投入皮膚科的學習。在皮膚科的學習中，由於接觸慢性食物敏感的觀念，在臨床上幫助到許多「異位性皮膚炎（Atopic Eczema）」的個案，讓他們找到慢性食物敏感源，並藉由斷除食物敏感源而根治。對於目前在醫學上許多仍原因不明或無法根治的疾病，有了很不一樣的理解及治療方向。

西醫的學習過程則讓我建立對於人體解剖、生理、病理、藥及臨床上應用的

經驗基礎。後續自然醫療的學習與發展，使我有機會帶著有彈性和開拓的視野，來接觸和學習已在世界各地許多醫師默默推動的自然醫療，這些自然醫療觀念也確實在臨床上幫助了許多患者恢復健康。

回溯自己在 6 年前沒有預期之下，逐步投入脊椎和足部矯正的學習，主要推動力是來自當時 75 歲的母親。當年她原有的膝蓋關節疼痛在短期之內迅速惡化，不單是白天走路疼痛，晚上也要服用止痛藥才能入眠。作為醫師和家屬的我，在這段時間相當焦急煎熬地陪伴母親、尋求好的治療方式。經過多名骨科醫師的檢查和診斷，皆認為母親的膝蓋關節只是第二期左右的退化，並未嚴重到需要做膝蓋關節置換手術的程度。甚至有好心的骨科前輩說，這類第二期退化的膝蓋關節問題，即使手術也不會有幫助，亦不建議做膝蓋關節腔內的清洗手術，只需使用物理治療方式減緩疼痛。至於為何母親會承受這麼嚴重的膝蓋疼痛？骨科醫師也無法理出頭緒。雖然很感激多位骨科醫師的協助，讓母親免於手術，但似乎沒有得到妥當的治療。

這或許是老天的安排，讓我的生命重新開啟不同的學習經驗。2013 年底，我透過台北正義書局出版社負責人李聲聿小姐的安排，到台灣跟隨涂德惠老師學習日本礒谷式（Isogai）力學療法。回到馬來西亞後開始操作，確實幫助不少腰部、頸部疼痛的個案。次年因緣際會，到中國上海上孫明豪醫師的美式活化器脊椎調整手法課程，他是台灣著名的推廣 Mind REST AMCT 脊椎矯正手法的老師。而後在 2015 年初，向台灣的葉明嘉老師學習足部體態矯正觀念和足弓腳正器治療方法，透過不斷的修正和融合各種觀念及手法，於臨床上應用在許多疼痛不適的個案身上，也都能夠看到明顯的效果。

在經歷這些治療過程中，重要的是終於明白母親膝蓋疼痛的源頭，來自雙足足底左高右低不平衡造成右膝蓋承受過多壓力，引起膝關節周邊的肌肉韌帶發炎，同

時合併膝蓋關節髕骨錯位造成的急性疼痛。這也解釋了為什麼母親的身體持續向右邊傾斜，使左邊腰部肌肉過度緊繃，形成類似坐骨神經痛的腰臀疼痛，延伸到大腿及小腿外側的肌筋膜痙攣疼痛。後來母親使用足弓腳正器，輔以 AMCT 脊椎矯正與 SPTT 手法的調整，過程中，明顯可見她的體態和症狀同時獲得改善。

我在診所最常用車子來比喻身體的狀況來和患者分享。我們在維修車子時發現有單側輪胎磨損，維修人員會說車子需要做平衡調整（Alignment），以防更換後的輪胎又很快出現磨損。一般人穿鞋子也常見有腳跟外側或內側磨損，或同時存在鞋子前足部位的內側或外側磨損。鞋子磨損類似輪胎磨損，需要調整平衡，才能預防再次的磨損。所以我會提醒大家，關節磨損（膝蓋關節、髖關節、腰椎關節及頸椎關節等）並非是年紀老化的問題，而是身體體態歪斜不平衡所造成的。也就是說，每個年齡層的人都可能有身體或關節疼痛，主要疼痛的來源則是附著在骨頭及關節上的肌肉韌帶及筋膜過度緊繃勞損所造成。只要調整體態歪斜，讓身體恢復平衡，不只能解決身體疼痛，也可以預防年老後的關節磨損及骨刺。

在過去幾年看診過程中，每每看到和母親相仿年紀的個案，顛簸著身體、忍耐疼痛走進診間，心有戚戚焉，能夠深刻體會每位患者都走過不容易的煎熬。本著感同身受的同理心，每一次都希望自己能夠發揮所長，幫助這些疼痛的個案。自己也經常慨嘆，疼痛個案含括從年輕到老年的廣大年齡層，而問題的來源大同小異，皆是和體態歪斜有顯著的關聯。

如果能有完善的體態健康教育，讓大家透過認知與其他個案類似的問題，而儘早看到自己的問題癥結，提早接受調整治療，就不需要在問題惡化時經歷身心的煎熬。我很慶幸能夠在醫學領域中另闢一片不同的視野，也見證了許多疾病未必需要服用藥物，自然醫療和正確的保健觀念是確實存在的。

很感謝在寫這些個案記錄的過程中，背後擁有家人的支持和鼓勵，也有嘉麗通健康科技顧問藍鎮立先生及葉明嘉老師，在臨床上給予意見和指導。希望這些臨床個案資料及醫學上的心得，能夠和更多人一起分享和互相學習。

我也希望藉此書的出版，慰藉先父蔡子今先生在世時對於我從醫的期許。先父喜歡與人為善，總是帶著一顆憐憫之心，以行動和布施來幫助有需要的人。這值得我當作回顧他過去以言行身教的紀念。

蔡定成經歷

- 1996 年 台灣國防醫學院醫學系畢業
- 2003 年 新加坡大學家庭醫學皮膚科文憑
- 2003 年 設立古晉全民西醫診所
- 2005-2014 年 慈濟志工及古晉人醫會召集人
- 2015 年 設立古晉賽斯身心靈推廣中心
- 2016 年 馬來西亞古晉足脊神經保健協會主席
- 2017 年 開始為砂拉越星洲日報健康專欄作者
- 2018 年 任世界脊診整脊醫學聯盟台灣分會籌備會顧問
- 2019 年 出版著作《體態平衡與疼痛的根源》

在推動足脊健康的路上

本書作者、嘉麗通健康科技有限公司執行長 葉明嘉

f 搜尋：嘉麗通「逆轉足」足弓腳正器 m.facebook.com/reversalarch

　　從沒想過從電子業跨入生技醫療業，也沒想過到馬來西亞開立診所服務大眾，甚至沒想過會有因緣跟蔡定成醫師、嘉和合著一本書，一本記錄著我們在馬來西亞的奇妙旅程，體現當初想在台灣推動足脊健康的重要性，幫助國人遠離疼痛、降低手術比例的夢想，如今慢慢地有機會回到家鄉貢獻自己的一點心力。

　　書籍的內容透過近百位個案的體態及 X 光片，來讓讀者了解日常生活中的一些小毛病，或是困擾已久的問題，例如：胸悶、心悸、呼吸困難、不明原因頭痛、頭暈、喉嚨有異物感、嚴重失眠、女性經痛、便祕、小腿抽筋、膝蓋疼痛無力不能走、長期腰痠背痛、肩頸僵硬等等，是有其原因的。

　　經由專業人員精細的評估與分析，原來疼痛原因跟體態不正有很大的關聯；而導致體態不正的根源，竟然跟我們的雙腳受力不平衡有著極大的關係，例如：先天性扁平足會造成膝關節內旋，而形成 X 型腿，骨盆連帶著前傾，由此可以推估若從小是扁平足，未來成年之後即將面臨的問題。從現在就看見未來，才能預防、避免狀況發生，由此可見預防醫學的重要性。期許這本書問世，能幫助民眾解除迷思與困惑，不再落入「頭痛醫頭、腳痛醫腳」模式，以及永遠看不完疾病的惡性循環中！

　　感恩我的老師藍顧問、感恩馬來西亞蔡醫師一家人，還有在檳城管理的嘉和、現代中醫治療中心的夥伴及家人們，感恩超過一萬名在馬來西亞結緣的每一名個案，他們都是我們相互學習成長很重要的元素，而個案身體改善的笑容及分享，也都是我們不斷往前的動能與最好的成就。過程中雖有不成功的個案，不盡如己意抑或是被誤解，但在這條推動足脊健康、不吃藥、不打針、不手術的道路上，相信未來定有更多專業醫療人員，能有更多的看見與觀念建立。期待大家能攜手前行，提供給大眾更完整的醫療服務、提高生活的質量、提升台灣環境使之更加和諧，也感恩這一路上給予我們支持與肯定的所有人。葉明嘉合十。

帶給讀者全然不同的閱讀經驗

中華民國解剖學學會理事長、台北榮民總醫院外科部外（創）傷中心
主任、國立陽明大學醫學院解剖學及細胞生物學研究所教授　陳天華

蔡定成是我的學弟，有天，他告訴我正在撰寫一本書，書名為《體態平衡與疼痛的根源》，想邀請我為這本書寫序，理由是我身為台北榮總一般外科的教授，也是中華民國解剖學學會的理事長，對於人體臨床解剖與臨床醫學知識，具有一定程度的認知與了解。

從這本書的內容，感受到定成撰寫本書的用心與細心，他以穩健的筆法，帶領讀者們去探索醫學知識的奧妙，並且將體態與脊椎調整和不同人體重要關節疼痛的原因，做一個深入淺出的探討。

本書的作者蔡定成醫師，學經歷豐富，以言簡意賅的文字、圖文並茂的編排，探討身體中軸脊椎骨與體態之間的關係。全書分成 9 個主題章節，行文流暢、淺顯易懂，利用精準、精美、精細的圖示，並配合臨床 X 光，將艱澀困難的醫學理論與臨床解剖進行統整，讓讀者們有豁然開朗、耳目一新的感覺，也帶給讀者全然不同的閱讀經驗，增長自己的醫學常識。

這些章節，詳細地分析中軸脊椎和體態、步態、姿態之間的關係，另外也探討膝關節、踝關節、髖關節等常見疾病，並透過個案分享的方式，讓讀者能夠身歷其境，在最短的時間獲得最大的收穫，達到事半功倍的效果。期待讀者們讀完此書後，大家都能夠身體健康、遠離疼痛。

改變從「頭」開始，健康從「腳」開始

海餅乾俱樂部創辦人 吳大樹（大樹教練）

「千里之行始於足下」，這句話用在這本書有另一種解釋，就是如果你想要環遊世界，到處欣賞風景名勝，過著愜意人生，首先要顧好你的腳，你的腳最重要的就是足弓，那是你與地面貼合的地方，這決定了你是否能健康地「走」完一生。

從小常聽大人說：做人要「腳踏實地」，這句話用在本書也有另一種解釋。你的腳丫子承載著你全身的重量，如果平衡得好，就是腳踏實地；如果平衡不好，那就是根基不穩，這會大大影響我們的成長，乃至於五臟六腑各種痠痛疾病，所以解決問題要解決「根源」，就是我們的足弓，俗稱腳丫子。

另外有一句民間的話叫「身正不怕影子斜」。有趣的是，從足弓形體矯正這個領域來說，不是看影子，而是看 X 光片，這是最直觀的一種方式，因各種姿勢不正，包括站姿、坐姿、睡姿，我們的身體很像「比薩斜塔」，每年都有些微傾斜，日積月累，就成了各種病症的來源。

好消息是，「比薩斜塔」透過專家團隊們的努力，不但停止了傾斜，並且還扶正了不少，這告訴我們透過有效的策略、工具及專業程序，矯正形體是可以在一定時間內看到成效的，同時這也是一項重要且重大的工程。

古人說「上樑不正下樑歪」，指的是我們為人處事的風格會深深的影響後人，若要給孩子或後輩留一個良好的示範，我們要時時注意自己的所言所行。

現代人很忙碌，壓力也大，加上各種資訊繁雜，人心也跟著複雜。外面的世界五光十色，非常撩亂，各種誘惑，人心浮浮，導致許多不正確的觀念跟心態影響著我們的作息、飲食、思想、情緒…。讓身子開始產生問題的原因之一，正是心態上出問題！

抬頭挺胸、昂首闊步、頂天立地、光明磊落；站如松、坐如鐘、行如風、臥如弓。我們的形體影響著我們的內在，相對內在又影響著形體。

　　古人智慧之博大，對人體觀察之深刻，值得我們效法。透過現代醫學的科技之賜，我們能更快找出問題的根源，更有效率、更安全地照顧自己的身體健康。

　　古代中醫有一相表裡的學說，例如，肺主皮毛，與大腸相表裡，所以皮膚方面或大腸相關疾病，源頭是肺沒有照顧好。西方醫學也有句話：疼痛的部位往往不是疾病的根源。如果肩頸痠痛，往往不是肩頸部位出問題，而是腳丫子或是膝蓋有問題。但是人們通常去按摩肩頸，只能緩解，而沒有解決根源。

　　腳掌與腳踝由 26 跟骨頭（體內 25% 的骨頭都在足部）與 33 個關節組成，並有超過 100 條肌肉，許多的問題根源就在我們的腳丫子，這才是奧義之所在呀！

　　恭喜讀者們有福，本書的問世，將幫助許多人打開觀念，一窺「足弓形體矯正」的科學奧秘。美好的世界等著我們去探索，改變從「頭」開始，健康從「腳」開始吧！

下樑不正、上樑歪

世界脊診整脊醫學聯盟總會主席 謝慶良

很高興為《體態平衡與疼痛的根源》寫序，本書單看書名就是個很好的主題。

常聽人說「上樑不正、下樑歪」，但是人體的脊椎卻是「下樑不正、上樑歪」。究其原因，人體是靠兩隻腳行走的直立動物，人在行走時，全身重心都集中在腳，因此當下面重心不穩時，上面就會傾斜。這就是為什麼下樑不正、上樑歪的原理。

人體全身的骨骼有 206 塊，而每一隻腳掌骨有 26 塊，兩隻腳的腳掌骨共有 52 塊，約占全身骨骼的 4 分之 1。為什麼兩隻腳的腳掌骨需要有這麼多的骨頭來構成呢？是因為腳掌骨所形成的足弓，在行走時有避震功能的需要。但當 26 塊腳掌骨其中有一塊骨頭錯位，就會改變足弓形狀，進而影響到足弓的高度。

當兩側的足弓不一樣高的時候，兩側的腳踝壓力就會不均；
當兩側腳踝壓力不均的時候，兩側的膝蓋壓力就會不均；
當兩側膝蓋壓力不均的時候，兩側股骨頭的壓力就會不均；
當兩側股骨頭壓力不均的時候，兩側的骨盆就會傾斜；
當兩側的骨盆傾斜，就會影響到腰椎而造成錯位或側彎，進而往上影響到胸椎、頸椎，這就是下樑不正、上樑歪的主要原因，同時也是造成長短腳及體態不正的原因之一。然而，很多長期腰痠骨痛無法治癒者，往往都忽略了這點。

希望本書的出版，讓人們對健康有更好的概念！

最後祝福大家身體健康、快樂！

適合疼痛一族的指導手冊

德安牙醫暨巨樺牙醫診所院長 蔡鎮安

人類為什麼從四足爬行演化到雙足直立？從結構的角度看，這一點都不合理。四足比起雙足，底面積更大、重心更穩。再者，把一顆約保齡球重量（6公斤）的頭顱放在幾乎是脊椎中最小的一節 — 第一頸椎上，相當於把體重的 7.7％ 擺放在身體最細最脆弱的構造上，我完全搞不懂造物主的思維。

科學家說：與四足行走的黑猩猩比起來，兩腳行走可以節省 50％ 的能量消耗。

也有人說：狐獴直立於草原的警戒行為，說明了我們老祖宗是為了警戒與便於追補獵物才雙腳直立。

而我覺得：人類因為雙腳直立，才解放了雙手。空出了雙手，人類才開始懂得製造及使用工具，雙手動作愈精巧細緻，我們的大腦就愈加發展活化，於是我們成為萬物之靈，卻也付出了相當的代價。

因為雙腳直立，重心的維持變得不易，尤其要把 6 公斤重的身體總指揮頂於項上，更是難上加難！所以我們的神經系統發展出精細的平衡器官，包括眼睛、內耳及本體感覺受器，這些平衡器官與大腦小腦合作，在你站立、走路、跑步的每個當下精密地運算、協調、校正，透過肌肉及筋膜的收縮與放鬆，讓你行、立之間不致於傾倒。然而，維持萬物之靈的尊嚴並不容易，身體在維持平衡的過程中若稍有懈怠不慎，便會以疼痛收場。因此，要成為健康的萬物之靈，我們需要有一本指導手冊。

定成、嘉和、明嘉多年來在馬來西亞深耕，致力於體態矯正領域，拯救無數病患脫離疼痛苦海。我常與他們交流結構醫學，他們的一些案例總令我嘖嘖稱奇！

這次將他們多年的疼痛矯治經驗粹集一書，書中明白交代體態、姿態、步態及足態的失衡如何引發身體疼痛，更點出心態是治療能否成功的決定因素。如果你也是疼痛一族，這本書應該有你要的答案。

找回健康的密碼

台灣瑜伽提斯協會會長、瑜伽天后 唐幼馨

　　作者群是專業、實在又認真的健康推手，不僅在兩岸三地幫助了許多人，也在新馬地區擁有自己的診所。

　　本書《體態平衡與疼痛的根源》是一本淺顯易動的實用書，科學又神奇。確實從足弓、步態、人體工學、運動力學的角度可以發現人體的健康狀況，不僅能找出身體未知與已知的不適，更有個別對症的解決之道。

　　我從事瑜伽教學二十多年，常常遇見下背疼痛、肩頸痠痛的人，甚至骨盆歪斜、脊柱側彎、雙腿變形，評估的結果多是腳掌的受力不均而來。

　　本書有許多真實的案例與醫師、專家們多年的經驗，真誠推薦給重視健康的你，希望藉由此書，讓每個人都能找健康的密碼，獲得身體由內到外的真正健康。

一本以往遍尋不著的「武功秘笈」

高雄七賢脊椎外科醫院副院長
教育部部定助理教授　　蔡東翰

　　蔡定成醫師是我大學同學，十幾歲就隻身從馬來西亞來台灣求學，我對他的求學態度印象非常深刻，總是孜孜不倦，追根究底。這樣的精神即使回馬來西亞就業以後，仍然繼續保持，常常返回台灣參加各種醫學會、研討會、學習營等。因此，我才有機會可以常跟他面對面討論脊椎病症的相關問題，互相交換意見，每每都有滿滿的收穫。

　　得知他寫了《體態平衡與疼痛的根源》一書，真是替他與讀者感到高興，來信邀約我幫這本書寫序，我當然是一口答應，義不容辭。

　　拜讀完之後，深深覺得這就是我一直遍尋不著的「武功秘笈」，將他這幾年所學的心得毫無保留，非常有系統，而且深入淺出地介紹「體態」、「姿態」、「步態」與「疼痛」之間的因果關係。無論是單獨看其中任何一個章節，或是從頭按順序開始看，都可以很快吸收。即使是一般讀者略過不看較堅澀的生理解剖部分，同樣可以毫無違和地抓出重點。閱讀起來非常順暢，是一本非常適合專業人士以及一般大眾的健康書籍。

　　我是一位微創脊椎神經手術的外科醫師，深知防微杜漸，預防重於治療、保健重於手術的重要性。無論是術前術後，持續保養以及評估體態平衡都非常重要，這才是解除疼痛根源以及遠離疼痛的根本之道。讀完這本巨作，著實讓我功力大增，相信其他讀者看完之後也會跟我有同樣的感受。再次感謝蔡定成醫師的邀約寫序，以及無私的出書分享。

Misaligned Ankle Joint Is The Root Cause of Body Pain

YB Dato Sri Professor Dr Sim Kui Hian
Minister of Local Government & Housing Sarawak, MALAYSIA

Dr. Chai Thien Cherng was my resident doctor at the Cardiology Department in Sarawak General Hospital 20 years ago. I am delighted that he has decided to collate many of the chronic cases on joint and body pain that he came across into a medical health book. This will greatly help many to better understand the impact of how poor posture can lead to chronic body pain plus wear and tear to the joints.

Having dealt with many real cases, Dr. Chai clearly explains how misalignment of the ankle joint, which has not come to the attention of the medical profession, can result in flat foot and high arch foot. When the body is misaligned, it can also cause inflammation and pain to the muscles, tendons and ligaments at the knee, waist and neck.

Therefore, a good way to reduce body pain is to instil good posture to correct the misaligned ankle joint. It can also prevent the joint from degeneration, wear and tear or growth of bone spur. Hopefully with this collation of cases, it can help promote healthier living and reduce the risk of a joint operation.

It is my best hope that Dr. Chai can bring about higher awareness on prevention as a way of life to the larger community.

足踝關節歪斜是身體疼痛的根源

馬來西亞砂拉越地方政府與房屋部部長、拿督斯里 沈桂賢

　　蔡定成醫師 20 年前曾是我在砂拉越中央醫院心臟中心時的住院醫師。很高興知道他決定將過去多年臨床治療經驗有關慢性關節疼痛及身體疼痛慢性病的個案，整理後寫成一本醫療保康書籍。這將能幫助更多人瞭解不良姿勢如何造成身體慢性疼痛及關節磨損的問題。

　　在處理許多實際個案後，蔡醫師清楚解析足踝關節錯位如何引起扁平足和高足弓。雖然這種錯位尚未引起醫學界的觀注，但當身體地基—足踝關節歪斜時，也會造成膝蓋、腰部和頸部的肌肉、韌帶腱發炎和疼痛。

　　藉著調整足踝關節歪斜角度來改善身體的疼痛問題，是一個很好的觀念，也可以預防關節退化磨損與骨刺，這樣或許能讓許多人改善健康生活、降低關節手術的風險。

　　預祝蔡醫師能把好的預防保健觀念，推廣給更多有需要的社會大眾。

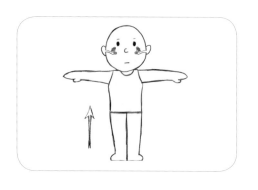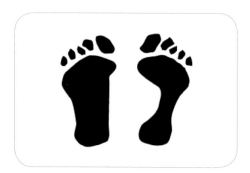

1

體態・姿態・步態・足態與心態

你是不是也長期承受著身體局部或多處齊發的疼痛？許多慢性疼痛找不到正確肇因，雖然經歷不少檢查和治療，似乎無法獲得完全改善、無從療癒，只能持續活在痛苦之中。

本章作為全書開頭，開門見山以全觀的視野，綜論身體各部位疼痛的共通根源：體態、姿態、步態、足態與心態等「五態」，如何相互影響全身的健康又如何引發長久不癒的疼痛？同時為全書開闢一個與以往不同的觀點，讓你透過觀察體態，看到問題癥結點、揪出可能因子，才能夠找到真正適合自己的治療方針。

1
何謂體態、姿態和步態？

- **體態：** 由體態可以觀察到站立時身體的平衡狀態。觀察重點是身體的 3 個面向，即左右平衡、前後平衡及水平面是否有旋轉。如果體態歪斜會呈現骨盆左右高度不平衡、骨盆前傾或後傾、兩側肩膀高低，頭部不在端正的位置。

- **姿態：** 一個人在靜態的站姿或坐姿，例如站立時習慣性三七步、手抱在胸前；坐著時喜歡斜靠在椅子、翹腳等，都是體態歪斜形成的慣性不良站姿或坐姿。

- **步態：** 指一個人在動態走路中的方式和樣子。由於體態不平衡和不良的慣性姿態，讓人在走路前進的過程也影響到身體各部位的關節運作是否處在不平衡活動，包括足踝關節、膝蓋關節、髖關節、腰薦椎、頭頸部及肩膀等。

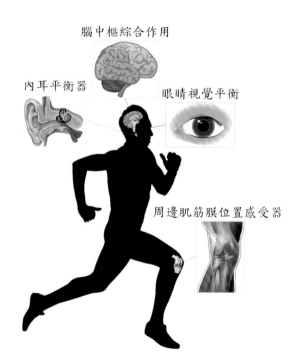

脑中樞綜合作用

內耳平衡器

眼睛視覺平衡

周邊肌筋膜位置感受器

■眼睛、內耳、本體感覺，以及中樞神經系統的小腦、腦皮質和腦幹，是人體 4 種平衡器官

體態的平衡機制

在使用錄影機錄影時，如果上下快速擺動，會產生明顯的畫面晃動感，不只無法看清楚畫面更讓人頭暈。但是，由於雙眼肌肉和內耳的前庭神經系統緊密配合，即使頭部做往上和往下的快速動作，我們還是可以緊緊盯著物體，不會有搖晃的感受。這正是因為影響身體的平衡器官起了作用，而前述的眼睛和內耳僅是平衡器官之一，讓我們深入了解身體裡還有哪些器官，是默默肩負身體平衡重任的無名英雄。

保持平衡的無名英雄─平衡器官

人體平衡是一門非常精密的科學，牽涉到 4 種器官的複雜運作，包括：眼睛、耳朵的耳蝸、本體感覺（大腦對於四肢的位置與動作的接受器），以及中樞神經系統的小腦、腦皮質及腦幹。

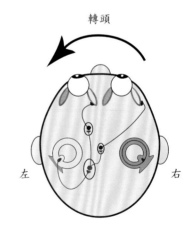

• **眼睛：** 提供我們空間位置感的概念，當我們閉起眼睛或視力不佳時，平衡感就變差。眼睛的靈活度是仰賴眼內 6 塊小肌肉（眼肌），做上下內外左右和轉動的運動，控制這 6 塊眼肌的腦神經系統，會和內耳前庭神經系統連接。當頭部往左右轉動時，內耳前庭系統的訊息就會立即傳達到眼睛，左右兩側眼睛的眼肌即刻協調，隨著頭部做往左或往右擺動的協調動作。

• **內耳：** 包含耳蝸、半規管及前庭系統。其中耳蝸是聽覺器官，半規管及前庭則是人體的平衡系統，它可以感覺「加速感」及頭部位置感。所以，即使我們閉上眼睛，坐在起飛的飛機或電梯上，雖看不到外界位置的改變，仍然可以感覺到我們在做垂直／平衡／旋轉等移動。

• **本體感覺：**本體感覺（Propriception）的運作是在四肢肌肉的感覺神經末梢，可以收集我們自身的位置、姿勢、平衡等相關刺激的訊息，然後將訊息回饋到腦部中樞，再反射性地作用於四肢肌肉組織，使人體的運動處於協調狀態。

　　反之，如果四肢肌肉的神經末梢功能異常，會有什麼重大影響呢？以糖尿病患者為例，通常在疾病後期常有小動脈和感覺神經病變的併發症。當患者的感覺神經麻痺，使下肢和上肢的本體感覺異常時，走路會出現宛如踩在棉花上的不穩定和不踏實感受。如果患者同時有眼睛動脈血管病變或嚴重白內障等視覺問題加上本體感覺異常的雙重影響，會讓人容易經常跌倒受傷。為了避免跌倒，患者應該了解如何改善影響平衡的器官。

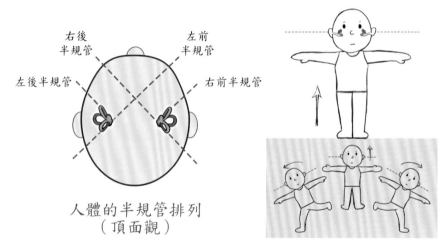

人體的半規管排列
（頂面觀）

■即使閉上眼睛，身體做左右歪斜或旋轉的動作時，人的腦部依然可以幫助分析與感受到身體當下的位置

• **腦中樞的整合系統：**包括小腦、腦皮質及腦幹，是接收來自各個器官（眼睛、內耳前庭系統及本體感覺）的訊息加以整合，再協調身體的動作、維持平衡，同時調節眼球的運動，以保持清晰視力。

　　感官器官的眼睛、內耳前庭系統及本體感覺所接受到的神經訊息，傳導到中樞的小腦、腦皮質及腦幹，做訊息整合協調之後，再發出新的訊息，讓眼睛和身體動作隨之調整（如右圖）。

　　這些管理平衡感覺的器官於正常統合運作時，身體的協調性就會很好；一旦其中任何一個平衡器官發生狀況，就可能引發身體不適，如暈眩、走路不平衡等症狀。

　　例如孩童喜歡玩坐在椅子上旋轉的遊戲，當他們連續轉圈後，突然讓椅子停下來，這時本體感覺告訴我們「停下來」的訊息，但內耳前庭的淋巴液還隨著之前旋轉的慣性繼續做旋轉的流動，無法立刻停下來，於是內耳傳出「還在旋轉」的訊息，我們的眼睛和身體也配合跟著做圓圈圈的旋轉動作。當身體由旋轉到突然靜止的狀態，內耳前庭系統卻還持續旋轉的訊息，所產生神經訊息的矛盾，造成暈眩、噁心反胃的感覺。

調節身體平衡的系統

中樞神經系統

1. 大腦皮層
2. 腦幹
3. 小腦

感覺輸入通路

視覺
旋轉
內耳前庭
重力加速
本體感覺

運動輸出通路

眼睛肌肉反應

位置平衡控制

　　同理可證，暈車、暈船也是平衡系統出現不協調的典型例子。在坐車時，除了向前的速度感，還可能伴隨左右彎和上下顛簸，感官器官得到的訊息太複雜，腦部處理不來，就會產生暈車感。同樣地，坐船時有波浪上下起伏與往前進的訊息，也會在腦部產生相互矛盾、令人頭暈。這就是車、船在行進中愈顛簸、愈多左右搖晃，愈容易讓人暈車、暈船的原因。

疼痛的源頭─身體力學軸線歪斜

　　身體的力學線軸又稱「軀幹重力線」。我們將身體平均分為左右平衡（矢狀面）、前後平衡（冠狀面）的虛擬線，如果身體力學軸線偏離了這個左右及前後的虛擬線，將會引起：

1. 肌肉筋膜過度伸展、緊繃及過度收縮。

2. 骨骼關節歪斜磨損，產生骨刺。

3. 脊椎的自律神經傳導異常，產生內臟症狀（頸椎的頭暈；胸椎的胃酸逆流；腰椎的經期不規律及便秘問題等）。

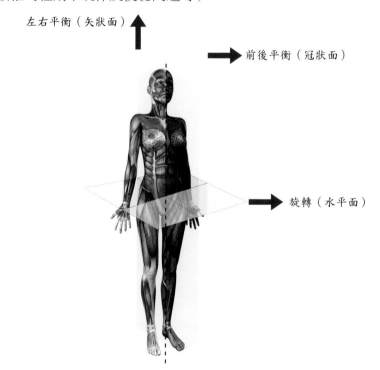

左右平衡（矢狀面）

前後平衡（冠狀面）

旋轉（水平面）

　　該如何辨認身體的力學線軸是否有歪斜呢？身體在站立時，會有左右、前後和旋轉的三個面向的平衡，這三個面向有可能會同時產生異常，形成身體往左或右歪斜、骨盆前傾或後傾，或是骨盆往左或右旋轉；也同時造成全身每一個相互拮抗的肌肉韌帶，產生過度收縮或伸張的機械作用，因而引起身體的疼痛。

• **足踝關節歪斜：**足踝關節是身體很重要的關節，其角度和足弓正常與否有很大的關聯性。不論是先天的扁平足、高弓足，或後天使用不恰當的鞋子、不良姿勢引起的後天平底足（註1），都肇因於足踝關節過度內旋（Over-Pronation 平底足或扁平足）或過度外旋（Over-Supination 高弓足）；由足踝關節往上延伸，分別會造成膝蓋關節的 X 型腿或 O 型腿。

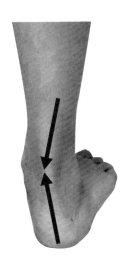 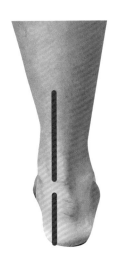 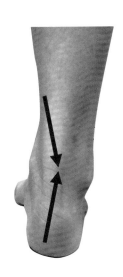

■圖左：足踝關節過度內旋（扁平足）／圖右：過度外旋（高弓足）

• **膝蓋關節歪斜：**膝蓋關節內翻的人膝蓋往內偏移，造成膝蓋的解剖線遠離正常的力學軸線；此時在力學軸線上，當身體站立或活動時，關節承載的身體重量會不均勻，更多重量落在膝蓋內側或外側，造成膝蓋關節磨損。這也是為何膝蓋關節形成 O 型腿或 X 型腿的變形，都分別發生在膝蓋關節內側或外側的原因。

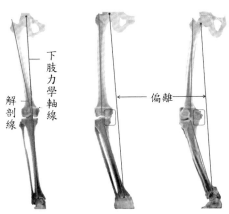

■下肢力學軸線和解剖線的偏移角度。下肢力學軸線（圖中紅線，又叫機械軸）是一條起於股骨頭中心、止於足踝中點的假想直線，表示正常人體的下肢在負擔身體重量時的力學傳導路徑

27

體態歪斜是怎麼形成的？

　　體態歪斜或側彎發生主因是身體下肢發生結構性或功能性的長短腳（註2）後，腦部平衡系統協助身體做代償性改變，透過上半身反應調整，使體態外觀看似平衡，然而這類體態卻暗藏著許多危機！

結構性與功能性長短腳

　　「長短腳」是代償性改變的典型案例。當一個人有結構性或功能性的長短腳，造成骨盆與上身歪斜，腦部平衡系統就會協助他重新做代償性的改變：藉由上半身反應做調整，讓體態看起來似乎處於重力中線的位置，這種改變卻會導致體態歪斜或脊椎側彎發生。

結構性長短腳　　　功能性長短腳

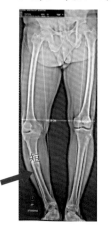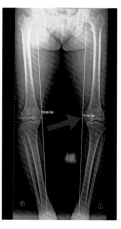

脛骨骨折
骨頭變短

■結構性與功能性長短腳的差別：左圖是骨折變短影響膝蓋關節歪斜的結構性長短腳；右圖是足部影響兩側膝蓋歪斜的角度不一致。如箭頭標示，左邊膝蓋偏斜角度較大，所以相對較短

案例 1 — 頸部嚴重痠痛：小雲是一名 15 歲中學生，因為頸部嚴重痠痛而使她平常都無法專心溫習功課。透過體態檢查，發現是頭部歪斜造成痠痛；至於頭頸部問題的根源，是來自功能性長短腳引起骨盆的右邊高、左邊低，造成脊椎出現 10 多度的側彎。

　　在臨床上還不值得重視的側彎狀況，卻使小雲的頭頸部產生歪斜，讓她頸部兩側的肌肉不平衡而導致肌肉筋膜慢性緊繃，引發疼痛。此外，她的腰椎歪斜向左邊，引起左邊肌肉過度承擔而結實緊繃，右邊的腰部肌肉則比較鬆垮沒有力量。

　　雖然 15 歲已經過了發育期，也就是脊椎側彎惡化的危險期；但如果沒有妥當處理功能性長短腳造成的脊椎和體態歪斜，未來就必須承受慢性身體兩側肌肉失衡導致的慢性肌肉筋膜炎。所幸小雲在使用足弓腳正器（註3）約 1 個多月之後，症狀持續好轉。

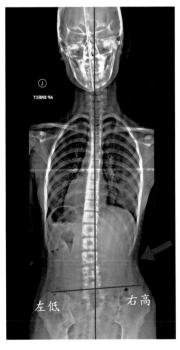

左低　　右高

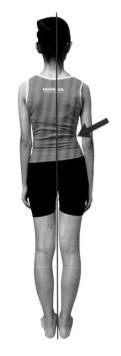

■骨盆右邊高左邊低，造成腰椎及胸椎產生代償性的 C 型側彎。個案頭部沿著黃色線偏移，與軀幹重力線（紅線）的偏移歪斜角度相當明顯

代償性的改變

　　當一個人的身體某處不平衡（例如長短腳使上半身相應做出調整與適應），身體平衡系統包括視覺、內耳前庭的感覺系統和本體感覺系統，會回饋到腦中樞的小腦、腦皮質和腦幹，透過此方式，讓身體可迅速因應不平衡的狀態而調整，避免因不平衡而跌倒、受傷。然而時間一久，體態不平衡成為常態，身體長期因應調整，便引起體態慢性歪斜。

　　代償性的改變可發生在身體前後的冠狀面，也可在身體左右的矢狀面。如下圖左，骨盆前傾時，冠狀面產生代償性的膝蓋關節反弓（註4）、胸椎向後仰、頭頸部關節向前。矢狀面則如下圖右，左右不平衡主因功能性長短腳，使身體往左邊傾斜、頭部代償往右邊傾斜，但仍無法完全擺到正常位置。

　　人體是一個立體的變化，同時有冠狀面、矢狀面和水平旋轉面，因此也需要思考三度空間的變化。

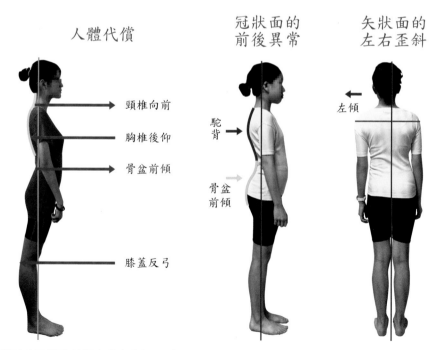

■左圖個案在冠狀面（側面）的身體力學重力線偏移，形成骨盆前傾，合併駝背及膝蓋反弓問題，這名年輕女性已有腰部、肩頸部及膝蓋痠痛不適等症狀。右圖則是在發育中的女孩，尚未有明顯的身體症狀

體態歪斜引起的肌筋膜疼痛

　　疼痛的原因是來自肌筋膜的慢性發炎反應，其發生機制是：當肌筋膜過度伸展或過度緊繃，使肌肉內的血液氧氣循環減少，肌肉組織因為長期缺氧而處於不良的代謝狀態。

　　疼痛初期，因為乳酸堆積造成相關肌肉痠痛，如果維持長期緊繃情況，隨著年齡惡化，就會越來越增加痙攣疼痛的嚴重程度。而肌肉過度緊繃引起筋膜痙攣，筋膜包裹的肌肉、血管循環和神經都會被影響，局部血液循環不佳產生缺氧，導致肌肉疼痛、神經異常的麻痺感覺。

肌肉與筋膜的結構

　　肌肉上有大大小小層次分明的白色筋膜，包裹著肌肉的外層到深層肌肉纖維。肌筋膜可分為三層：表面肌膜、深肌膜、內肌膜，不同肌膜分別負責不同層面的功能。整體而言，肌筋膜在全身是連續性地包裹器官、血管、神經與肌肉等所有組織，而肌肉及組織的筋膜有負責支持、穩定、營養、分隔肌肉及器官等功能。

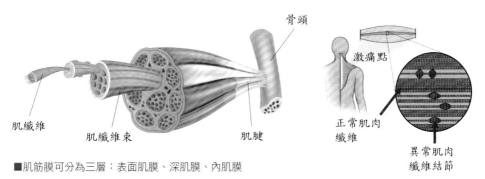

肌纖維

肌纖維束　　　　　　　　　　肌腱

骨頭

激痛點

正常肌肉纖維

異常肌肉纖維結節

■肌筋膜可分為三層：表面肌膜、深肌膜、內肌膜

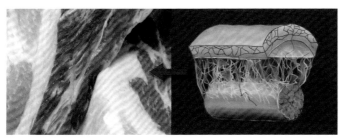

■組織筋膜在全身連續性地包裹器官、血管、神經、肌肉等所有組織

在不同肌筋膜中有不同的感覺受器，如本體感覺受器（位置感）、機械受器（壓、觸覺）等，並與相關的組織做複雜的互動。身體各部位慢性肌肉疼痛不容易治療的主因，是沒有針對根源問題－「肌筋膜」做治療。若單靠藥物、復建治療或手術，無法取得實質的功效。

肌筋膜疼痛症候群如何造成？

肌筋膜疼痛症候群（Myofascial Pain Syndrome）是肌肉因長期處於緊張狀態所出現症狀的總稱。從病理生理學觀點來看，人體骨骼肌（Skeletal Muscle，又稱橫紋肌或隨意肌）長期在緊張狀態下，會防礙血液暢流，除了發生組織缺氧問題，也無法有效把肌肉內因代謝作用產生的廢物（如乳酸）帶走，積存在該處而引起痠痛感，同時因筋膜緊繃壓迫肌肉內的神經，而產生麻痺症狀。因此，肌筋膜症候群是導致腰痠背痛和麻痺的常見原因之一。

進一步深究發生原因：當我們做走路、彎腰、坐立、抬頭和舉手等動作，都得靠兩組骨骼肌一收一放的拮抗作用（Agonist-Antagonist Effect, 註5），使肌肉相互協調而達成。以手臂肌肉為例，當前臂要做彎曲動作時，前臂前部的肱二頭肌（Bicep Muscle）必須收縮，但前臂後部的肱三頭肌（Triceps）則要放鬆，手臂就在骨骼肌一收一放之間的協同作用與拮抗作用之中，達成如下圖彎曲或伸展前臂的動作。

因此，人體若長時間維持某一個不良姿勢，就會產生一組肌肉持續收縮、另一組拮抗肌肉持續伸展的緊張狀態。時間久了，兩組相互拮抗的骨骼肌就出現痠痛感等肌肉疲勞症狀，也成為造成肌筋膜疼痛症候群的原因。

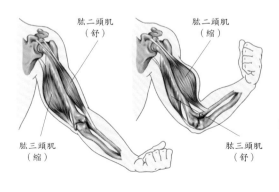

肱二頭肌（舒）

肱二頭肌（縮）

肱三頭肌（縮）

肱三頭肌（舒）

■肱二頭肌及肱三頭肌在一收一放之間達成彎曲或伸展動作

肌筋膜治療應用的發展

　　近年不只是歐美國家，台灣也非常風行應用「肌筋膜」調節手法，來治療筋膜異常引起的疼痛。其中廣為人知的《解剖列車》一書，是美籍物理治療師作者 Thomas W. Myers 在 1990 年代，研發將肌筋膜應用在臨床治療慢性疼痛患者，效果絕佳。

　　肌筋膜的概念跳脫過去以單一肌肉功能來為患者做評估，而以整體覆蓋肌肉的筋膜系統來考量，如此更能深入解決患者同時有身體多部位疼痛的問題。藉由肌筋膜在人體運作的模式，治療人員能清楚了解患者問題的根源，並調節放鬆因為過度收縮緊繃或過度伸展而產生問題的肌筋膜，這種治療方式也迅速在世界各地萌芽發展。

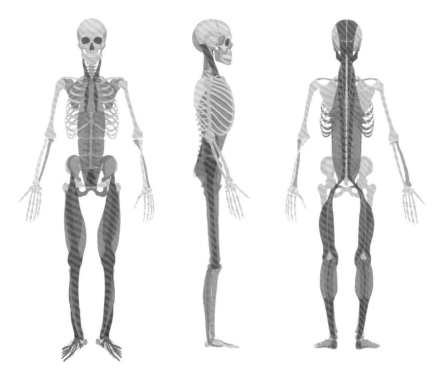

■全身肌筋膜分布範圍，其中附著在骨頭部分的是白色的韌帶筋膜

肌筋膜疼痛「症候群」常見的症狀和表徵

　　肌筋膜疼痛症候群是慢性、或是慢性狀態急性發作的一種疼痛疾病。發作時，不只是肌肉和關節疼痛，也可能伴隨肌肉失能造成的肢體活動限制。因為有些部位的肌筋膜疼痛，例如頸部肌筋膜，會伴隨頭痛、暈眩、耳鳴等症狀，因此稱為肌筋膜疼痛「症候群」。

● **常見症狀（患者主訴）部位：**

1. 慢性頭痛
2. 慢性頸部疼痛
3. 肩胛骨上部和內側疼痛
4. 腰部臀部疼痛
5. 膝蓋筋膜疼痛
6. 足底筋膜炎

● **臨床表徵（醫療人員檢查患者有問題的現象）：**

1. 壓痛點（Trigger point）：通常存在人體緊繃的肌束（Taut Band）當中，受到壓力刺激會有局部抽痛，也有可能引發轉移痛（Refer Pain）。
2. 筋膜痛（Fascial Pain）：這類疼痛是因為體態歪斜造成肌肉過度延長伸展，引起筋膜壓迫肌肉和肌肉內的血管，導致缺氧的疼痛及神經壓迫的麻痺痠痛等症狀。
3. 慢性頸部肌肉過度伸展的負荷，形成機械張力過勞，引起肌筋膜慢性缺氧發炎疼痛。

案例 2 ─ 駝背

　　駝背主因上背的頸椎和胸椎前後位置異常，胸椎往前弧度過大，造成頭部往前伸展的角度太大。當頭部的重量往前，因地心引力作用讓頭部重量額外增加，頸部兩側的肌肉必須扛著過重的頭部，而造成過度負擔；此時不單頸部痠痛，痠痛還會延伸到胸椎兩側的肩胛骨，或由頸部肌肉緊繃延伸到兩側的肩膀，引起肩膀疼痛。

　　下圖為 74 歲和 51 歲男性患者，兩人都因嚴重駝背形成頭部前伸，引起頸部和肩膀的肌筋膜發炎。圖左 74 歲患者，因為嚴重駝背使身高矮了許多，雖然有嚴重的骨刺，不過臨床症狀集中在兩側的頸部和肩膀痠痛無力。圖右 51 歲的患者早期有嚴重腰部疼痛，而他的頸部疼痛合併神經根部壓迫症狀長達 4 個月。由此可知，決定疼痛的嚴重程度和年齡不完全相關。

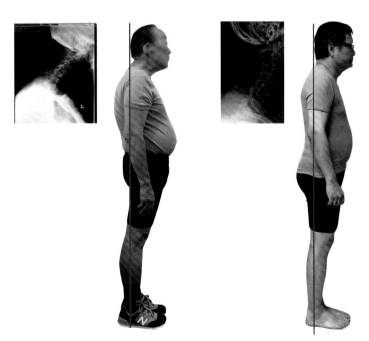

■ 74 歲和 51 歲男性駝背患者

案例 3—膝蓋疼痛

　　64 歲李女士有多年的膝蓋疼痛困擾，就診前一年來，她的疼痛情形愈發嚴重。李女士表示：平時走路約 10 分鐘膝蓋外側就非常緊繃疼痛，膝蓋內側則感覺不斷摩擦；以膝蓋 X 光判讀，原來她已是第四級的內側關節退化磨損（臨床上將退化性膝關節炎分成五級：0-4 級）。經過醫師藉由體態平衡檢測，協助和教導做足部矯正和筋膜放鬆，她的肌筋膜得到緩解，疼痛也減輕不少。

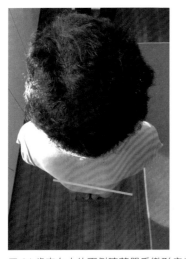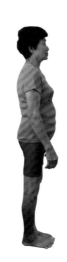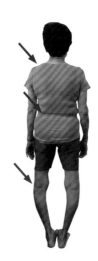

■ 64 歲李女士的兩側膝蓋嚴重變形疼痛。如圖右箭頭標示，膝蓋除了呈現 O 型，大腿和小腿也往外旋轉，腰部和肩膀都是左高右低；上半身則如圖左黃線標示，左前右後旋轉

臨床檢測方法

　　一般民眾較難觀察出自己身體的歪斜，然而前後、左右的歪斜都是造成身體疼痛的元兇。所以我們更應該試著了解體態如何造成現在的疼痛？未來有可能持續惡化而產生的明顯症狀有哪些？這些問題都可透過體態檢測、調整不平衡的體態來解決，不僅能治療當下的疼痛，更能預防未來可能發生的負面影響。

案例 4 ─左側上背嚴重痠痛

42 歲的陳先生左側上背嚴重痠痛緊繃,這個困擾長達六個多月之久,惡化到讓他白天工作坐立難安、晚上也因為肩頸痠痛無法好好入眠。

從下圖體態評估可見陳先生的體態問題有:肩膀左高右低,上身往右邊傾斜,而頭部代償性地往左邊傾斜(是內耳平衡器及眼睛視覺平衡所做的代償調整);骨盆前傾,上身(胸椎部位)往後代償平衡,頭部往前做第二個代償作用;上身右前左後旋轉,造成左邊肩胛周圍肌肉筋膜過度伸展疼痛。

醫師建議陳先生針對頸部、腰部及膝蓋做伸展放鬆運動之外,也使用足弓腳正器調整足部不平衡引起的骨盆左高右低、骨盆前傾問題。而他的慢性疼痛在調整兩個多月後持續改善,再度接受體態評估時,整體體態已有明顯修正。

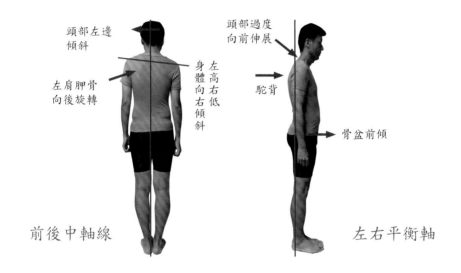

臨床上,因為科技越發進步、檢查的工具越多,醫師也越來越依賴儀器診斷患者;然而,因為較缺乏身體的理學和觸診檢查,往往會忽略患者身體的真實變化情況。

不少患者因為慢性疼痛而接受許多放射科檢查,包括 X 光檢查局部疼痛部位、MRI 核磁磁力共振成像檢查是否有脊椎脊髓骨刺壓迫等異常。如果在手術後症狀沒有獲得良好的改善,有可能是之前檢查和診斷有誤差,此時,重新在體態平衡檢測上做評估,有可能找到問題的真正原因。

姿態與體態的關聯

　　體態和姿態兩者是互相影響的。普遍上來說，歪斜的體態影響姿態比較大；反之，體態也會隨著長期不正確的姿態而歪斜。

• **體態→姿態**：當一個人的體態發生歪斜時，身體的肌肉和骨骼會隨之慢慢適應和調整。例如前文提及，骨盆前傾引起各部位的代償性變化，產生膝蓋關節反弓、胸椎後仰加大為嚴重的駝背，以及頸部前傾等姿態。

• **姿態→體態**：姿態影響體態主要發生在工作形態需要蹲坐或搬運物品的族群身上，他們需要持續維持某一個方向，例如由右往左邊搬運重物，同樣的方向搬久了，會讓身體呈現往左邊傾斜的體態。

「站沒站相」的真相

　　姿態不佳是生活習慣病！因此，透過觀察一個人的姿態，可看到身體體態的慣性，也可以用體態和姿態一起做身體狀態的評估。例如右圖個案：站立時的體態呈現左邊高右邊低，是因為功能性長短腳左邊長、右邊短。左邊腳長伴隨慣性左邊髖關節外擴角度大，在坐姿時容易翹左腳，站立時容易有三七步，左腳在前方，右腳為支撐點；在往前走或上樓梯時，步態傾向於左腳先開始起步走。前述這些形成體態歪斜的因素，也潛移默化地影響著姿態和步態。

　　如果家中孩子有類似情形，可透過父母親觀察孩子的姿態，來發覺孩子身體的歪斜，做父母的就不會一昧責怪孩子懶散、喜歡東歪西倒賴在沙發上。人們常評論姿態「坐沒坐相、站沒站相」，恰恰好就是說明這些孩子的體態已經發生問題，應該儘早調整體態，同時在坐姿和站姿上多留意並做改變。及早發現和改變，無論對孩子或是受疼痛困擾的成人，都有很大的助益。

體 態 姿 態

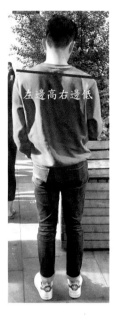
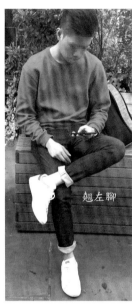
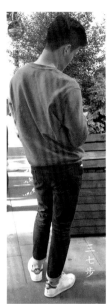

不良姿態讓體態歪斜惡化

　　已歪斜的體態隨著身體發育長高或老化的過程中逐漸惡化。下頁圖中央雙腳站立與肩同寬，上身有輕微左邊傾斜；圖左往左邊側彎測試時，左腳膝蓋彎曲，腰椎往左邊側彎的弧度比較大；圖右做右邊側彎測試時，右腳膝蓋彎曲，上身和腰部往右邊傾斜角度較小，這意味身體出現往左邊偏斜的慣性。

　　對於發育中的孩子，提早發現各種不良姿態，及早做矯正調整，同時緊密關注身體的變化，就能提早解決身體歪斜的徵兆、預防脊椎側彎，甚至減少已側彎脊椎的惡化。

對於中老年人，生理機能隨著年紀老化而顯著退化，應特別注意肌肉力量慢慢無法承受歪斜的體態，這時如果骨骼沒有很好的支撐，身體歪斜的角度就會越來越大，也同時讓多處骨骼關節加速退化磨損，使疼痛加重、持續惡化。不少老年人喜歡蹲坐在矮板凳洗衣服、處理食物，這種習慣會加重膝蓋的退化及腰部肌肉過度緊繃；另外長期側身抱孩子的媽媽們，也應注意慣性單側抱孩子會造成身體歪斜。

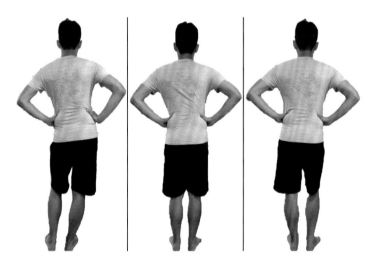

■站姿與身體往左右側彎的姿態

步態如何影響體態

身體任何一個動作細節運作有差錯，都會影響到局部或全身肌肉骨骼的協調性；而「步態」是一個人走路的方式，也是一個全身協調性的動作，步態行進中的動作細節包括：

1. 足踝關節部位的旋前、旋後動作
2. 膝蓋及髖關節的彎曲伸展動作
3. 骨盆及腰薦椎的左右前後擺動
4. 肩膀關節和手臂的擺動

透過觀察一個人是否能良好且有效率地走路行進，從而調整正確的步態，也可藉此修正歪斜體態所造成的疼痛或關節退化。

有效、輕鬆的步態

人在走路時，上肢的肩膀（雙手）和下肢髖關節（雙腳）同時擺動，會產生一個互補；左右側雙手和雙腳的相互擺動過程中，也會讓身體平衡。我們試著將動作拆解：右手前擺是配合左腳往前行進的一個慣性，同時平衡身體；在下一個右腳前進時，左手隨之往前擺動。這種雙手交互更換搭配下肢行進的動作，為的是在雙手左右擺動時帶動腰臀部，可有效減少下肢運動的耗能。

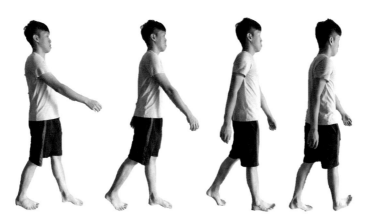

■正確有效而輕鬆的步態：行進時右手和左腳、左手和右腳分別同時往前，讓身體維持平衡狀態

步態不良如何引發身體疼痛

走路是一個全身協調的活動，透過觀察一個人的走路過程，可以了解問題發生的部位（腳踝、膝蓋、髖關節、腰部等），同時也可以教導患者修整步態，獲得更好的疼痛症狀改善。因此，在走路過程中，如何維持身體的穩定和平衡是個大課題。

有效的步態能讓人輕鬆走動，相反地，不良的步態讓人走得費力又消耗體能。例如一個人腳踝扭傷後，為了減少扭傷部位的疼痛，會代償性的把重心挪到正常的一側，如果扭傷部位許久都沒有痊癒，身體的重量將傾斜往正常側的腳部做代償性作用，並且慢慢形成慣性，讓身體習慣性歪向一邊，久而久之形成不自覺的歪斜體態。

上、下身相互協調的意義有兩個：一是在右腳往前跨步時，身體會自然往左邊傾斜，當左肩膀及左手同步隨著右腳跨出而往前擺動的作用，可以平衡身體、維持身體保持在正中位置。

其二，身體的肌肉雖然在每個關節都有分段，但是包覆著身體每一寸肌肉部位的筋膜（肌筋膜）卻是全身連貫性的。當身體做運動或動作時，附著在骨骼上的肌肉覆蓋上全身的筋膜，產生一個連貫性運動，這個連貫性動作可以迅速完成，也可以同時發揮身體協調性和爆發力的作用。例如要把棒球投得又快又遠，投球動作是手指、手腕、手肘、肩膀、胸部、腰部、臀部肌肉、大腿、小腿、腳踝及腳趾…一起在動作中連貫性發力；如果投球過程中任何一個肌肉有狀況，都足以影響這個動作的連貫性。

舉例來說，一些膝關節退化疼痛的患者，因為膝蓋疼痛而小心翼翼地用雙腳走路，卻忘了上身的雙手前後擺動，以及下身的腰部兩側肌肉群來回擺動。事實上，上身和下身如果能夠相互協調活動，可以減少身體完全依靠下半身雙腳力量走路。

如右圖左，患者因為膝蓋疼痛，走路時專注在下肢一步一步地走，忘記肩膀應該相互擺動，所以可明顯看到他走路時上身不斷左右晃動，這會增加腰椎的負擔與磨損。圖右也是膝蓋疼痛患者，但經教導後，走路時雙手會擺動，也會與往前走的雙腳相互配合，左腳前進配合右手往前擺動。

透過觀察一個人的走路過程，可以了解問題發生的部位（腳踝、膝蓋、髖關節、腰部等），同時患者也可以修正步態，以獲得更好的疼痛症狀改善。

下肢走路時　　　　　　　雙手配合
肩膀雙手不動　　　　　雙腳前後擺動

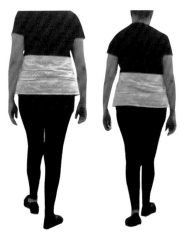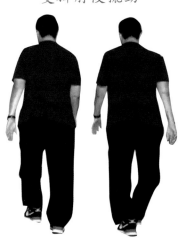

■膝蓋疼痛患者的步態

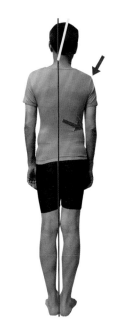

案例 5 —頭頸部痠痛

馬先生的頭頸部痠痛且右邊肩膀活動不順暢，在體態檢查上呈現身體歪斜向右邊，右邊腰部弧度因為肩膀垂下而彎曲，右手肘也是不自覺打彎向後旋轉。而馬先生右邊肩膀疼痛的原因，來自上半身歪向右邊，造成右邊肩膀活動小，長期關節的活動範圍局限，引起肩膀周邊肌肉韌帶緊縮，讓患者無法舉起手臂，甚至影響日常例行的工作。

■身體向右歪斜，右邊腰部弧度因為肩膀垂下而彎曲，右手肘不自覺打彎向後旋轉（如箭頭所示）

足態與體態是孿生兄弟

　　足態是身體站立在一個平面上時，足部壓力分佈的型態，而足態會影響一個人在站立時的體態。近年來越來越多運動鞋、鞋墊相關店家，以各種儀器提供消費者足測服務，大多正是針對足態的檢測；透過足態，可以了解一個人體左右、前後及旋轉位置，因此也可以透過足態來印證體態的外觀。

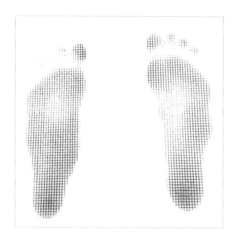

■一種足態測量的示意圖，由三層油墨網印呈現的足態外觀。左邊足跟較尖是因為重量落在內側足弓部位，形成足弓塌陷的扁平足，相較右邊的足跟較圓潤

足態代表的意義

1. **人在站立時足部壓力分佈的情形：** 可藉此明白站立時兩隻腳的受力狀況。

   由上圖足態可觀察出，左腳受力比右腳多，假如這個人體重是 60 公斤，兩邊受力的分配應為各 30 公斤；而依上圖分配，左右腳可能分別是 32、28 公斤。在這個情況下，每天走路的過程中，每走一步，左腳會比右腳多承受 4 公斤重量，經由肌筋膜的牽拉，從足踝、膝蓋、股骨、骨盆改變它正常的生理位置，逐漸造成功能性的長短腳。

2. **足態分成 4 種：**扁平足、平底足、正常足、高弓足。

3. **足態也是人們生命的歷程：**從出生時小嬰兒的扁平足，隨著開始爬行、站立走路，刺激足底筋膜的收縮，足部會逐漸長成平底足、正常足。有些因為先天 DNA 遺傳的扁平足或高弓足，隨著後天使用足部的習慣，部分形成後天的平底足或是其他異常變形足弓。原來，足態時時刻刻與人一生的健康交互影響著！

由足態看體態的問題

　　透過圖示可了解足態與體態的相對關係，由左至右側的足態分別為：先天性扁平足、高弓足、正常足、後天平底足（右足平底）、後天平底足（左足平底）；而其對應的體態便有所不同。以下再藉由 3 名深受困擾的案例，讓你更了解足態與體態的關聯。

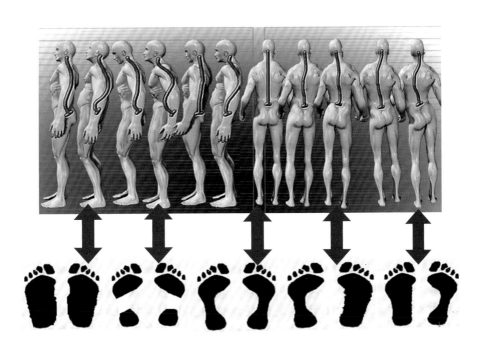

案例 6 — 後天平底足合併兩側足弓高低不平衡

這名女童的足態是後天平底足、足跟骨外翻、股骨向前帶動骨盆前傾，腰椎前傾的生理曲度過大，而造成小腹凸出、影響腸胃等消化系統。上半身駝背及頸椎曲度向前，來自於身體的平衡代償所造成，影響到呼吸系統及心肺功能，進而使頭部的供氧不足，影響到他的學習力及專注力。此外，左足受力大於右足，形成骨盆左低右高、肩膀左低右高、頸部左高右低等現象。

在成長過程中，如果錯誤的姿態與造成身體負擔的因子太多，如：太軟的鞋子、過重的書包、肌力不足、外力撞擊…等，很容易使體態快速變形，導致脊椎側彎、長不高、壓迫內臟器官。內臟發育不全、自癒能力下降，就容易生病，還可能面臨手術的風險，這些都是一般人意想不到的後果。

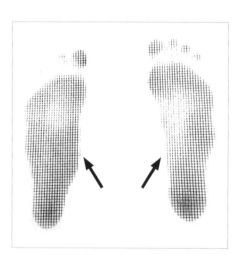

■後天平底足合併兩側足弓高低不平衡造成身體歪斜

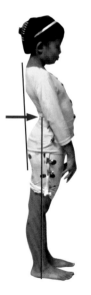

■平底足形成 X 型腿、骨盆前傾、腰椎前曲弧度過大造成駝背

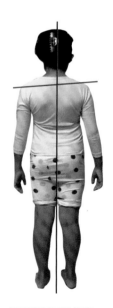

■平底足足跟外翻

案例 7 — 兩側足弓高低不平衡

這名男性個案的足態是高低足弓，右足受力大於左足、右足膝關節外旋，使右足膝蓋內側半月板壓力過大，造成右膝關節容易損傷及退化；骨盆右低左高，身體斜向右側、腰椎向右歪斜，形成右側腰部肌肉過於緊繃，血液循環不佳使腰部痠痛。不僅如此，他的腰椎曲度過直並代償胸椎駝背聳肩，使肩頸容易僵硬，加上肩膀右低左高，造成頭頸不適症狀，甚至影響到睡眠品質。

如此日復一日、年復一年的老問題無法根治，在這樣的惡性循環下，人生還能擁有好的生活品質嗎？還是只能選擇一輩子與疼痛相伴、與藥物為伍？

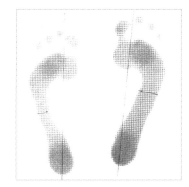

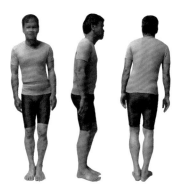

案例 8 — 大小腳及足弓左高右低

這名女性個案的足態呈現明顯的足部大小不同，右腳大左腳小。她的體態因骨盆左高右低，身體重量落在右邊，所以身體往右邊傾斜。推測她應該在幼年時因臀部受傷，引起左邊薦椎受傷，造成控制左腳的神經干擾左腳的肌肉發育，導致左腳比右腳小很多。

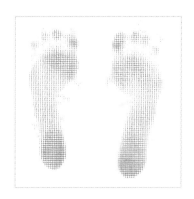

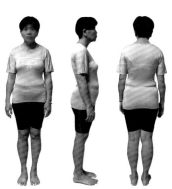

身心平衡取決於心態

當一個人平安健康時，一切都是這麼理所當然。然而一旦身體發生病痛，人們不是怨天尤人，就是深陷「為什麼是我」的怨懟中。一切的發生自然都有某種機緣，也可以說是讓我們學習重新面對自己的健康、思維和內在心靈層面的一個機會，讓我們在每天忙忙碌碌的物質生活中，回到沉澱和探索自我平靜的心靈。

所有外在事物都是物質性的，以心靈來改善物質面的身體，這方面或許會成為未來醫學越來越重視的一環。

常見的錯誤心態

心態決定了想法和行動，也影響了患者採取積極正向地及早調整治療，或是拖拖拉拉延誤病情。正面積極的心態有助於為自己的健康負責，每個人都應該完整了解問題發生的機制，再透過專業人員調整問題的根源，並為這些困擾解套。臨床上常見患者有幾種消極心態，可能讓自己延誤治療，或者接受了不必要的治療：

1. 沒有明顯病痛時疏於照顧自己的身體，或過度運動、過度使用身體，缺乏照顧身體的觀念。
2. 身體出現疼痛不適，仍然沒有認真看待。
3. 發生嚴重疼痛依舊，沒有正視問題的嚴重性，錯失治療黃金期。
4. 在緊急疼痛狀況下病急亂投醫，或者做了不必要的手術。

建立身心平衡的觀念

當體態歪斜問題（如脊椎側彎）發生在小孩子身上，有一部分父母親不了解其嚴重性，持續拖延沒有處理，或者只是祈禱問題不會惡化到需要開刀。另一批父母親很焦慮地希望孩子體態歪斜能即刻緩解，心急地一直督促孩子配合各種治療方式，但是往往發生孩子不願意配合的窘境。

　　無論是否信任或被迫接受現代醫療的脊椎矯正手術，父母親都必須先建立好的心態來面對，現代的健康觀念也應導入身心靈的學習。

　　現代人面對生活環境與壓力，確實讓許多人在家庭生活、工作和人際關係上有許多的內在壓抑和衝突。這些生理和心理健康問題，需要透過心理或是心靈學習才能夠解套。慢性病包括失眠、頭痛、胃病、便秘及身體疼痛等，除了結構性的體態歪斜之外，也可以透過了解自己的心理壓力、拓展心靈視野，讓身體得到真正的健康。

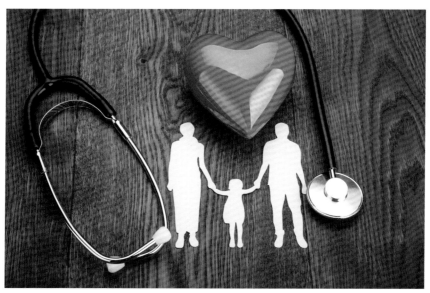

■無論是否信任或被迫接受現代醫療的脊椎矯正手術，都必須建立好的心態來面對未知未來

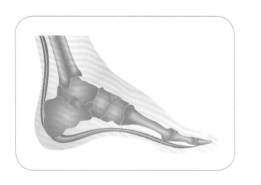

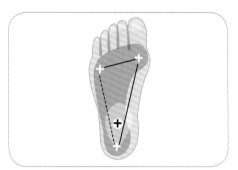

2

足踝與足弓 ― 疼痛的根源

足部包括足踝關節、腳底足弓與前掌，可說是體態平衡和健康上的「關鍵少數」！透過調整步態，可以調整治療身體許多部位的慢性肌肉、韌帶、筋膜、關節等疾病。

正因如此，了解足踝關節的功能如何在行動中影響步態，成為體態調整中至關重要的關鍵之一，進而能修正走路的步態以達到調整效果，助你從根源問題下手，解決長期的困擾。

2
足部的骨骼結構

　　本章開頭，我們先從「源頭」— 足部的骨骼切入了解，將足部整體分為 3 個部分：踝部、蹠部與腳趾。

- **踝部：**構成踝部的骨骼有 7 塊跗骨，承接小腿的脛骨和腓骨，是足部能靈活活動的關鍵結構。
- **蹠部：**腳掌較靠近腳趾的區域，構成蹠部的骨骼有 5 塊蹠骨。
- **腳趾：**肩負站立、行走功能，具穩定的抓地力，及協助足部向前推進時的作用。構成腳趾的趾骨除了大拇趾 2 塊，其餘皆為 3 塊。

足部骨骼的俯視面及外側面

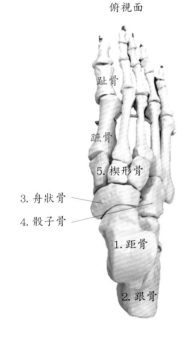
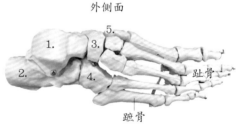

跗骨（Tarsal Bone）*7
1. 距骨（Talus）
2. 跟骨（Calcaneus）
3. 舟狀骨（Navicular）
4. 骰子骨（Cuboid）
5. 楔形骨（Cuneiforms）內、中、外
蹠骨（Metatarsus）*5
趾骨（Phalanges）*14

足踝關節的結構與影像

　　足踝關節是身體的基石，足踝由兩個關節組成，包括**脛骨距骨關節（Tibio-talar Joint）及距下關節（Subtalar Joint）**。距骨是足踝關節組成中非常重要的承接點，在靜態站立時，正中位置的足踝關節可以讓下肢肌肉（小腿及足部肌肉筋膜）和骨骼，維持一個穩定平衡的狀態；在動態走路時，足踝的兩個關節就會透過交互的旋後（Pronation）及旋前（Supination），來完成 6 個步態的連貫動作。

距骨的位置及重要性

　　距骨與脛骨腓骨構成一個人的足踝關節；距骨與跟骨則影響著距下關節。距骨分別承接上方的脛骨和下方的跟骨，中間無所依靠，所以當距骨錯位時，會影響和上方脛骨腓骨的相對位置；下方則會影響跗骨關節、蹠骨及趾骨。脛骨和腓骨異位或跗蹠骨關節錯位，如足踝扭傷，也會間接影響距骨的位置。

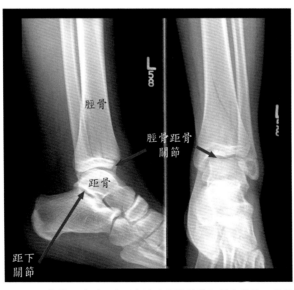

■足踝關節的 X 光片，主要包含小腿骨骼的脛骨和腓骨，足部後跟骨骼的距骨和跟骨

足踝關節在走路時的重要性

一個完整的步態動作包括旋後和旋前兩個動作（其中各別又有 3 個細節動作），這個完整且正確步態的基礎，建立在足踝關節上。

步態的動作與功能

步態動作首先是足部腳跟著地的旋後動作，此時身體的重心會由腳跟經過腳掌足弓的縱弓，再移動到足部前端小腳趾側，這個過程中，腳踝關節的旋後動作會讓拱形的足部縱弓（Logitudinal Arch）吸收地面對身體的反作用力，形成防震功能。接著，當身體重心由縱弓往大姆指根部移動時，腳踝關節會有旋前的動作，這是在足跟抬起後，縱弓收縮所產生讓腳趾尖前進的推動力。

在走路過程中，足部縱弓同時具有伸展防震及收縮的前進推動力。如果是縱弓過低的扁平足、過高的高弓足，都會影響足踝關節的正常運作，往上延伸，間接造成各部位關節活動（如膝蓋關節、髖關節、腰薦關節等）的功效失準，久而久之，將產生各部位關節的疼痛問題和症狀。

旋後（腳跟著地時腳底足弓的動作）

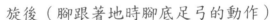
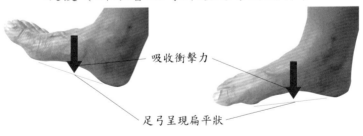

吸收衝擊力

足弓呈現扁平狀

旋前
（腳跟著地後踏出下一步時腳底足弓的動作）

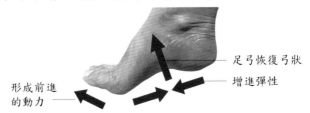

足弓恢復弓狀

增進彈性

形成前進
的動力

足踝關節動作

足踝關節如何影響足部的走路運動？這需要同時了解脛骨距骨關節和距下關節的功能。水平面活動是內收外展動作、矢狀面是背屈蹠屈，冠狀面是內翻外翻，綜合運動就是旋後和旋前動作。其中旋後是 3 個平面的動作，包括蹠屈內收內翻，而旋前包括背屈外展和外翻。

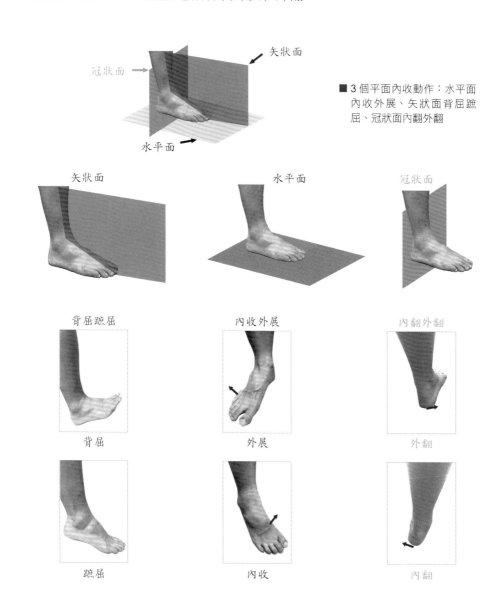

■ 3 個平面內收動作：水平面內收外展、矢狀面背屈蹠屈、冠狀面內翻外翻

旋前和旋後的動作中各包含了兩個關節（脛骨距骨關節與距下關節活動）和 6 個細節動作。其中足踝關節的旋後運動包含：腳踝脛骨距骨關節的背屈（Dorsiflexion 腳尖往上翹）、距下關節在足部前段的外展（腳尖朝外）、距下關節外翻（站立時由後方看腳踝關節歪向內側。

　　足踝關節的旋前運動則包括：腳踝脛骨距骨關節蹠屈（Plantar Flexion 腳踝關節向下、腳尖往下踩）、距下關節足部前段內收（腳尖朝內）及內翻（腳踝關節斜向外側）的連續動作。

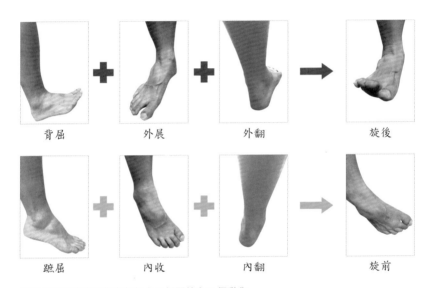

背屈　　　外展　　　外翻　　　旋後

蹠屈　　　內收　　　內翻　　　旋前

■旋前和旋後的動作中各包含 2 個關節和 6 個動作

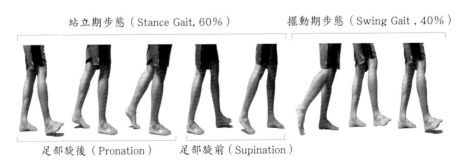

站立期步態（Stance Gait, 60%）　　　擺動期步態（Swing Gait, 40%）

足部旋後（Pronation）　　足部旋前（Supination）

■人在行走時的步態包括站立期和擺動期，是同一側足跟從著地到足尖腳趾推離地上的過程，如圖，右足部同時包括旋前和旋後的兩個連續動作

足踝關節與小腿肌群在走路時的運用

　　控制和維持足踝關節活動的肌肉，都是附著在小腿骨骼（脛骨和腓骨）上的肌肉韌帶和筋膜。因此，足踝關節能夠活動，最重要的關鍵是骨骼處於正確的位置，小腿肌肉的行動和運作才能有效率。

　　當足踝關節歪斜，造成走路時產生不正常的步態，就會引起許多足部和足底疼痛，而這些發炎疼痛的來源，可能和小腿肌肉及其延伸的韌帶筋膜有關聯。以下是與足踝關節息息相關的小腿肌群，讓你更清楚它們的互相關聯與運作。

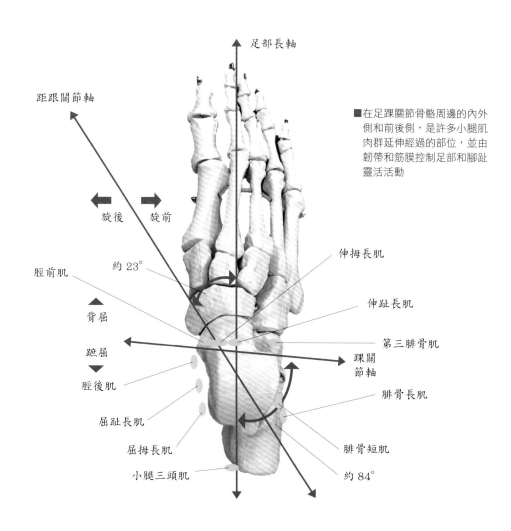

足部長軸

距跟關節軸

■ 在足踝關節骨骼周邊的內外側和前後側，是許多小腿肌肉群延伸經過的部位，並由韌帶和筋膜控制足部和腳趾靈活活動

旋後　　旋前

脛前肌

約 23°

伸拇長肌

伸趾長肌

背屈

第三腓骨肌

蹠屈

踝關節軸

脛後肌

腓骨長肌

屈趾長肌

屈拇長肌

腓骨短肌

小腿三頭肌

約 84°

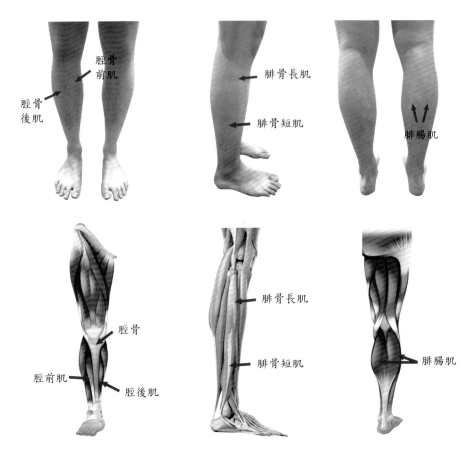

腓骨前肌

脛骨後肌

腓骨長肌

腓骨短肌

腓腸肌

腓骨長肌

腓骨短肌

腓腸肌

脛骨

脛前肌

脛後肌

■控制和維持足踝關節在步態活動中的肌肉，都是附著在小腿骨骼（脛骨和腓骨）上的肌肉韌帶和筋膜

• **脛前肌**（Tibialis Anterior）：足踝關節在做背屈動作（指足尖向上抬，使之接近腳脛）運用的肌肉，它控制由足跟著地到足部著地時提供離心緩衝，避免足部直接拍打地面。在步態的擺盪期，足踝背屈肌作用使足部離地。

• **脛後肌**（Tibialis Posterior）：控制足踝在內翻和旋前動作的肌肉。脛後肌為內側足弓的動態支持作用，如果功能不良會導致後天平底足，伴隨著足部塌陷、前足外展及足跟外翻（請參考 P.56 步態的旋後及旋前動作）。

• **腓骨長肌與腓骨短肌**（Fibularis Longus and Brevis）：兩者都是讓足踝關節外翻的「外翻肌」。腓骨長肌由腓骨頭的小腿外側經過足踝關節後側，再繞過足底，附著於足底內側的第一蹠骨基部，作用為下壓蹠骨頭；當腓骨長肌功能不足，會造成第一蹠骨頭上升，導致背側拇趾囊炎。腓骨短肌也是足部外翻肌，藉由抵抗內翻來穩定前足外側；腓骨短肌功能不足會導致足跟內翻。

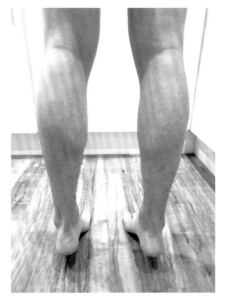 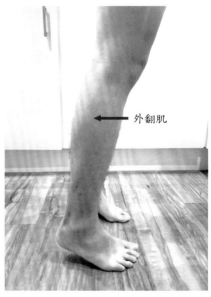

外翻肌

■在做踮腳趾與足踝關節做旋前動作時，都會運用到腓骨長肌與腓骨短肌，再搭配小腿後側的腓腸肌和足底筋膜同時應用，來幫助足部增加穩定度

足弓問題：扁平足、高弓足與平底足

　　人類使用雙腳站立時，會以足部第一腳趾的趾根部、第五腳趾趾根部、以及足跟 3 個點來支撐身體重量，這也是站立時身體最安穩的方式。

認識足弓

　　足底的 3 點支撐形成足弓的結構（包括 2 個縱弓和 1 個橫弓）。足弓能緩衝走路時身體重量作用在地面的反作用力，提供了支撐身體的 3 個平衡穩定點。

　　AB 橫弓位於 5 根腳趾根部，與足跟的 C 點（如下圖）形成一個拱形結構，讓身體在站立時重心落在足跟部分。如果因為慣性體態造成骨盆前傾，讓身體重心驅前落在 5 根腳趾根部，不僅會引起腳趾根部的橫弓塌陷、足部前端變形疼痛或雞眼，也會因骨盆前傾引發代償作用，造成駝背體態。

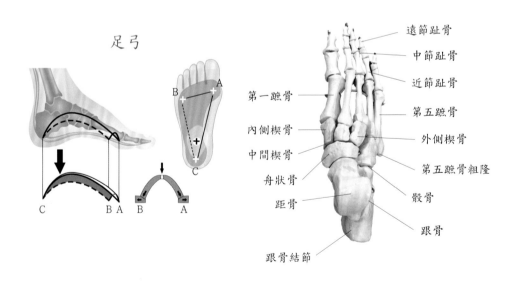

足弓

遠節趾骨
中節趾骨
近節趾骨
第一蹠骨
第五蹠骨
內側楔骨
外側楔骨
中間楔骨
第五蹠骨粗隆
舟狀骨
骰骨
距骨
跟骨
跟骨結節

■在足部有 3 個足弓，分別是縱弓（內側縱弓 AC、外側縱弓 BC）、橫弓（AB）

足踝關節如何影響足弓

足踝關節是身體很重要的關節，足踝的兩個關節位置和足弓的正常與否關聯相當大。不論是各種足弓形成先天的扁平足或高弓足，或後天成長過程穿不當鞋子、不良姿勢，或者各種肢體受傷後引起的後天平底足，都肇因於足踝關節過度往內旋後（Over-Pronation，平底足或扁平足）或往外旋前（Over-Supination 高弓足）；從足踝關節往上延伸，分別就會造成 X 型腿或 O 型腿，產生左右兩側下肢的功能性長短腳（詳見 P.65）。

下表是足踝關節在靜止狀態的正中位置。如果在靜態偏離正中而呈現旋後（扁平、足跟外翻）或旋前（高弓、足跟內翻）角度，就意謂處於不正常位置。當靜止狀態已經偏離正中位置，在走路動態時就會往上延伸，使步態與體態歪斜。

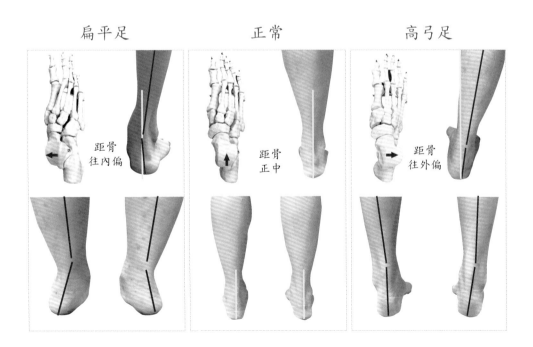

| 扁平足 | 正常 | 高弓足 |

距骨往內偏　　　距骨正中　　　距骨往外偏

各足弓分類

● **扁平足**：當我們觀看正常足弓的人，從兩腳內側看去，可以看到有明顯的足弓弧線；然而有些人因為足弓太低或沒有足弓，很難看出這條弧線，這種沒有內側縱弓的人就稱之為「扁平足」。

扁平足是一種先天性的足弓異常塌陷，造成整個足底部和地面接觸。骨骼的組成上，距骨往內側偏離，跟舟韌帶（又稱彈性韌帶或彈簧韌帶，Plantar Calcaneo-navicular Ligament, or Spring Ligament）鬆弛缺乏彈性，使走路前進時小腿和足部肌肉更加耗力。

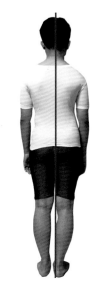

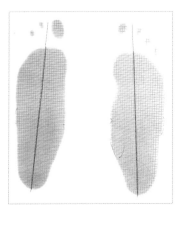

■透過足態可了解足弓扁平問題，先天性的扁平足特徵是足弓完全塌陷，同時舟狀骨掉下來

內八腳

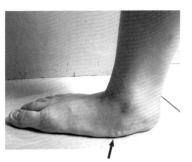

舟骨塌陷

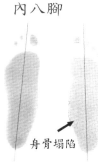

舟骨塌陷

足踝關節
內翻

舟骨塌陷

跟骨外翻

62

扁平足同時合併跟骨外翻、足踝關節內翻、足部過度旋後和舟狀骨塌陷。如足部拓印圖所示，身體的重心由原本承接身體重量的足跟跟骨，偏移到塌陷的舟狀骨，這種狀況同時影響骨骼和肌肉韌帶，使之異常。

扁平足走路時容易痠痛，是因為當足弓塌陷，脛骨前肌及腓骨長肌在的肌肉會過度伸展緊繃，使肌肉動脈受壓迫，引起血氧循環不良。於是，解決方法除了改善足弓、恢復原有彈簧韌帶的彈性，也可做小腿脛骨前端的脛骨前肌及脛骨後肌放鬆等，能有效改善疼痛。

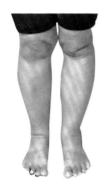
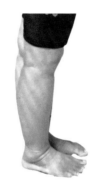
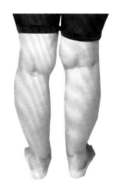

■平底足個案，由足部往上延伸到膝蓋同時出現各種變化，包括足弓塌陷、足部旋後、足跟外翻、膝蓋反弓及左低右高造成膝蓋撞擊

• **高弓足**：相對於扁平足，高弓足處於足弓的另一個極端，這是一種先天性的足弓異常高聳，造成整個足底部偏離地面。骨骼組成上，距骨往外側偏離，足底跟舟韌帶過度緊繃，形成只有足跟和橫弓兩個點著地，同時往外偏斜，容易造成小腿外側的腓骨肌肉筋膜過度緊繃痠痛。

• **後天平底足**：原本正常發育的足弓因為各種因素而塌陷，這些因素包括：學步中的幼童過早穿鞋子，限制足部腳趾抓地力（決定身體的穩定平衡）、鞋子底部過軟、缺乏運動來訓練足弓的彈性（跟舟韌帶）及小腿肌肉的收縮放鬆肌力。

足部拓印評估

　　足部拓印是一種體態評估的工具，目的是了解足弓及足踝關節的關係。當足踝關節過度旋後（平底足或扁平足）或過度旋前（高弓足），透過足部拓印，可以明顯觀察到扁平足、高弓足及平底足在足型上的呈現型態。如果足弓不正常和足踝關節歪斜，即可明顯看到分別影響到膝蓋形成的膝蓋內翻（X 型腿）或膝蓋外翻（O 型腿）等狀況。

　　下圖是足踝關節不正引起的足弓塌陷（扁平足）或過高（高弓足）。X型腿者（過度旋後）較多是先天扁平足或後天平底足；O 型腿（過度旋前）較多為高弓足；另有外翻（外八腳）及內翻（內八腳）。

扁平足　　　　　　　　　　　　X 型腿

O 型腿　　　　　　　　　　　　高弓足

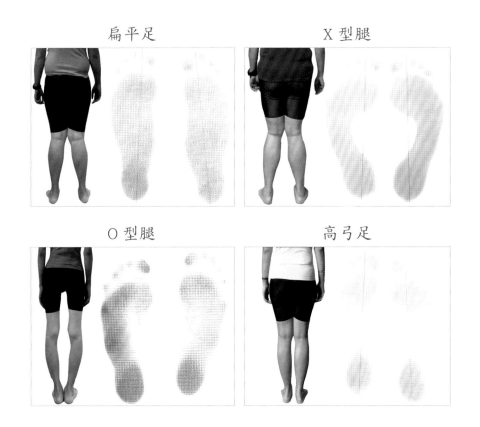

各種「問題腳」類型

　　寶寶才剛開始學步就穿鞋、坐學步車；足踝關節與足弓異常卻沒做任何調整；足弓弧度高低不同⋯面對這些問題腳，如果有正確的觀念就能提早預防，或是在剛發現問題時適時改善。在介紹以下各種問題腳之前，我們得先接受一個觀念：先天性扁平足和高弓足是可以矯正的！

問題 1：幼兒太早開始穿鞋、坐學步車

　　五根腳趾是人類在走路或爬動中非常重要的動力來源。許多長輩在孩子剛開始會站立，甚至在搖搖擺擺走路還不穩定時，就急著買漂亮的鞋子讓他們穿；事實上，這樣反而限制了幼兒足部的發育，成為未來體態成長不佳的重要因素。

　　幼兒的爬動過程正是在鍛鍊腳趾的功能，幼兒透過腳趾往後推動，身體才能夠往前爬動。接著，當幼兒開始扶著物品搖搖晃晃學步，其實是在鍛鍊腳趾抓地力，由搖晃到穩定往前走，到能夠往前奔跑，都是因為雙腳 5 根腳趾的力量、平衡反應及穩定能力漸漸增強而達成。正因如此，父母親應該讓幼兒多一些戶外活動、盡量赤腳走路奔跑，才能刺激腳趾的力量、形成正常的足弓。

　　近年常見給寶寶學習走路的學步車，其實可能是幼兒下肢肌肉力量鍛鍊的殺手！過早使用學步車會剝奪幼兒身體爬動的能力、減少四肢活動以及對於腦部刺激的協同作用；同時也會影響小腿、大腿及臀部肌肉在學習站立過程中的肌肉力量鍛鍊，並使下肢足踝關節、膝蓋關節及骨盆髖關節歪斜不平衡，成為寶寶長大後形成歪斜體態的原因之一。

問題 2：功能性長短腳

　　測量下肢時，若兩側下肢的長度不一樣就叫做功能性長短腳，須排除下肢骨頭斷裂受傷或小兒麻痺症肌肉萎縮後造成的結構性長短腳（註2）。主因通常是兩側足踝關節、膝蓋關節及髖關節的角度不同所致。

究其原因，理論上在下肢長度測量（註6）時，兩側下肢必需一樣長，但因為兩側足弓高度及足踝關節歪斜的角度不同，這時往上延伸到膝蓋關節，也會形成不平衡的歪斜角度，同時使髖關節外展內收的角度產生差距；當站立時，足踝關節、膝蓋關節與髖關節三者角度形成的長短差異，就會明顯看出骨盆的高低差距。

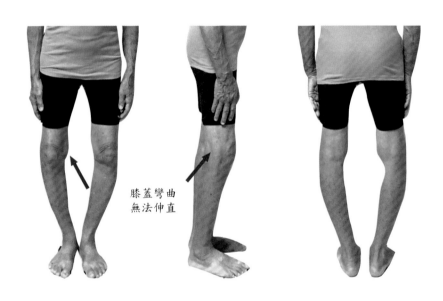

膝蓋彎曲
無法伸直

問題 3：足踝關節與足弓異常

　　足踝關節與足弓異常使膝蓋變形疼痛，是一個漸進性的過程。許多年輕人即使足部關節異常，已造成膝蓋歪斜，但因為年紀輕、肌筋膜條件好，除非有激烈運動，平常比較無法感受到膝蓋疼痛的症狀。

　　然而，大部分年過六十的長者，會感覺原本痠痛的膝蓋和大腿肌肉，突然之間迅速退化、疼痛，甚至行動困難，最重要的因素是，肌肉韌帶筋膜在老化及退化的過程中加速惡化，當兩側下肢肌力無法維持並穩定膝蓋關節，關節內的關節腔便加速磨損。

因此，治療足踝關節、膝蓋和髖關節退化疼痛的源頭，就需要改善下肢三個關節的歪斜角度。例如下圖個案有嚴重程度不一的 O 型腿，如果能矯正足踝關節過度旋前的角度，嚴重的膝蓋歪斜角度就會隨之修正，是患者採取非侵入性手術的重要治療方式之一。

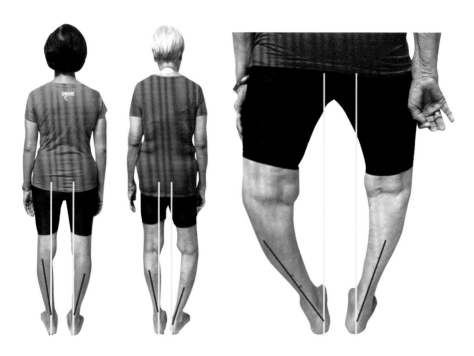

■不同嚴重程度的膝蓋外翻（O 型腿），明顯是腳踝過度旋前造成

所謂的足弓異常，有個觀念必須強調：先天性扁平足和高弓足是可以矯正的！就目前醫療的觀念認定，先天性的扁平足及高弓足都是遺傳體質的一部分，無法改變。事實上有許多實際案例可透過「足弓腳正器」，在臨床上得到很好的矯正和改善效果。矯正足弓不但可修正走路的步態，維持走路時骨骼和肌筋膜的協調性，更能養成一個健康的體態。

問題4：相對性不等高

　　透過足部拓印發現兩側的足弓弧度高低不同，也就是一側足弓較高、另一側足弓相對較低，造成兩側不等高，這即是長短腳的主因。

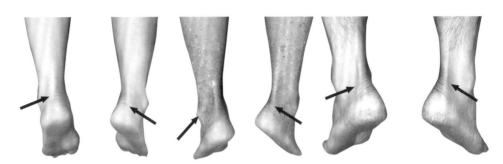

■趴姿時呈現的足踝後跟。由於兩側足底角度不平衡，使一側足跟比較直，另一側有個弧度，形成兩側有長短的差別

足弓自我檢測方式

　　許多父母親擔憂孩子走路的姿勢怪異，走路常常容易跌倒，帶去醫院檢查時發現孩子有扁平足。這類孩子中，的確有一部分是扁平足，但大部分是後天形成的平底足。我們可自行透過以下方式做簡易的檢測：

• **觀察足踝關節的歪斜角度**：目視評估背面足跟（正直或內外歪斜弧度）、內側足弓的低或高（扁平或高弓）。

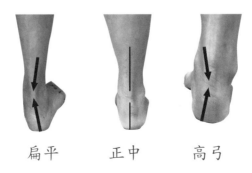

扁平　　　正中　　　高弓

• **觀察足部拓印的足態檢查：** 透過觀察可分辨足態是扁平足、高弓足或平底足。下圖 14 歲男孩的拓印圖呈現兩側平底足，不過踮腳尖時可見足弓。當父母無法確認孩子是扁平足或高弓足，可透過足態檢測的足部拓印檢查，進一步確定診斷並調整治療。

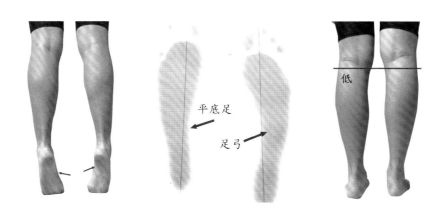

個案體態分析與治療方式

案例 9 — 扁平足／腳跟膝蓋疼痛

　　一名 13 歲男童因為運動後膝蓋和腳跟疼痛就診，他從小經常走路跌倒，5 歲開始哭訴走太多路會腳跟和膝蓋內側疼痛；媽媽帶他看過多名醫師，都認為是成長的疼痛，且跟小男孩的扁平足有關。

　　男童曾嘗試使用足墊，足跟疼痛的問題雖有稍微改善，但後來因為要參加學校的田徑賽，媽媽擔心他會跌倒受傷而再次就診。透過檢查體態和足部拓印，確定男童是扁平足合併長短腳造成的骨盆高低及上身歪斜。

　　治療上，男童除了配置矯正足弓的足弓腳正器，並配合做一些身體伸展運動，讓他每天藉由慢走的過程矯正足弓的步態，放鬆下肢肌肉。經過半年日復一日的矯正，男童的扁平足和歪斜體態都得到改善；因為跟舟韌帶重新建立，小腿的脛骨前肌及腓骨長肌肌肉放鬆，他的小腿膝蓋痠痛也獲得緩解，身高更在短短半年間增高了 14 公分。

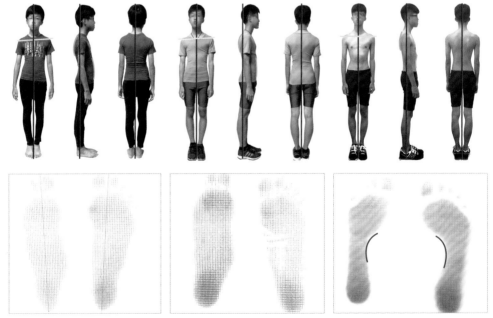

■男童在使用足弓腳正器前後的足弓及體態變化。左圖拓印呈現扁平足及體態歪斜向左邊；中圖拓印足弓有改善；右圖足弓塌陷改善

案例 10 ─ 高弓足／走路步態搖晃

　　20 歲的年輕男子因幼時腦部細菌感染發炎，之後引起下肢小腿和足部的肌肉攣縮，形成兩側高足弓異常。他行走時步態搖晃，只靠雙腳足部的外側緣來支撐身體重量，長期摩擦更形成足部兩側巨大的雞眼；下肢不穩定，上身在走路時不斷左右晃動，很不雅觀。

　　醫師除了建議男子穿足弓腳正器，也協助他感受足部在走路過程中，重新建立旋前和旋後交互的運動，同時引導他運用雙足重新找到本體感覺的身體位置，加強走路的穩定性。男子在足弓腳正器改善兩側下肢的外側肌肉攣縮後，走路時的步態可見明顯的改善。

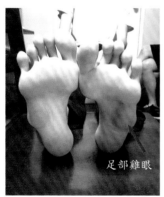
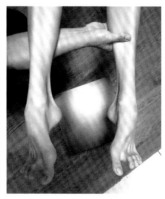
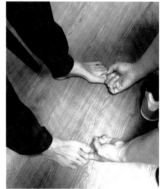

足部雞眼

■左圖可見男子兩側足部中間都有很大的雞眼；中圖顯示很高的足弓是因為小腿外側肌肉攣縮引起（過度旋前）；右圖是協助個案重新感受足部站立時做增加足部的旋後動作

案例 11—平底足／長期頸部痠痛

　　一名 23 歲大學剛畢業的社會新鮮人有後天平底足，長期承受頸部痠痛而無法入眠，更影響白天的工作。在就診檢查、評估他的體態和足態之後，發現他兩側不平衡的平底足使體態歪斜、骨盆前傾嚴重，是其肩頸痠痛的根源。此症狀若不及時處理，疼痛會延伸到腰部，引起腰部肌肉筋膜發炎疼痛。

　　當男子了解前因後果後，嘗試使用足弓腳正器做足弓和體態的調整。經過一個多月，他的肩頸痠痛症狀明顯改善；持續使用 3 個月後重新檢測，平底足足弓較之前提高，骨盆前傾幅度減少，駝背問題也改善許多。

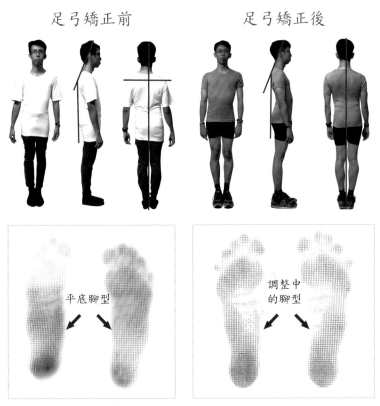

足弓矯正前　　　　　足弓矯正後

平底腳型

調整中的腳型

■男子在使用足弓腳正器前與後的足弓及體態變化。左圖足部拓印呈現扁平足、體態歪斜向左邊；右圖拓印足弓塌陷已改善，體態歪斜程度也明顯降低

案例 12 —足踝關節受傷／代償性步態改變

一名 63 歲女士就診時主訴腰部、臀部疼痛，經友人介紹接受脊椎調整。醫師在檢查的過程中，發現她總是拖著右腳跛行。

女士自述，她的左腳在 2012 年因跌倒受傷，造成遠端的脛骨和腓骨骨折，當時骨科醫師在脛骨骨折部位鎖上兩根鋼釘，然而腳踝持續腫痛，沒有改善行動困難，直到 2015 年 6 月重新做腳踝 X 光片檢查，結果發現兩根鋼釘已斷裂。骨科醫師重新鎖上兩根新的鋼釘，不料 4 個月後複診，又發現兩根新的鋼釘再次斷掉。骨科醫師無法理解接連兩次鋼釘斷裂的原因，也不建議再次做手術，只能建議患者做保守治療，避免太多的活動。

女士接受腰臀部脊椎調整（AMCT）的過程中，醫師發現手術鋼釘接連兩次斷裂的原因，可能是因為左腳受傷後，走路的步態及身體重心不穩，身體偏移的重量讓她體內的鋼釘斷掉。因此，醫師鼓勵她嘗試使用足弓腳正器來改善行走步態，盼足部腫脹能夠獲得改善。女士在脊椎調整使腰臀部疼痛改善後有了信心，也嘗試使用足弓腳正器配合走路，為腳踝關節進行矯正。1 個月後，女士已能走比較遠的距離；3 個多月後，她行動時疼痛與足踝腫脹症狀已得到很好的改善，雖然無法像一般人能快速行動，但是行進間已見很大的進步。

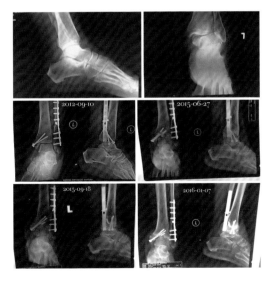

■（上圖起）遠端脛骨和腓骨骨折、骨科醫師第一次鎖上的兩根鋼釘斷裂、第二次鎖上的鋼釘再度斷裂

針對這名女士的治療策略在於，手術後因疼痛而無法正常行走的患者，在行走時會有步態跛行、拖著腳走路的情況，歪斜的腳踝因為承受身體重量而使鋼釘折斷，因此將修正的重點著重在步態。當修正步態後，女士的腳踝腫脹疼痛問題迎刃而解，他也得以重新正常地走路。

治療前　　　　　　　　　治療後

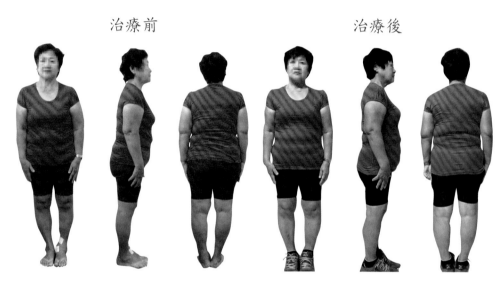

■ 63 歲女士原本傾斜右邊的身體及骨盆造成上身前傾的角度，在治療後都得到良好改善

足底問題的體態分析與治療建議

　　拇趾外翻、足底長雞眼、腳跟痛、足底筋膜炎…，雖然多數人對這些常見的足底問題並不陌生，但當發生在自己腳上，常因為找不到原因或是症狀時好時壞，就對疼痛採取忍耐、不尋求解決方式等消極作法。然而就算影像檢查找不到原因也別輕言放棄！只要分析出問題所在、對症治療，問題終有解決的一天。

拇趾外翻

　　拇趾外翻又稱拇趾滑液囊炎，是人們常見的足部問題。主因原本應該直直的大腳趾，在蹠趾關節（MTP, Metatarsophalangeal joints）往內側塌陷並往內擴張，大腳趾前端向第二腳趾傾斜，大腳趾的根部則往和第二趾相反的一側凸出，如果蹠趾關節彎曲越嚴重，腳趾外翻程度就越大。這種第一腳趾關節變形所引起的外觀變形以及相關疼痛發炎症狀，即是「拇趾外翻」。

　　蹠趾關節中有一個滑液囊，在關節伸展屈曲和彎曲時能使之靈活活動，當蹠趾關節過度彎曲，因歪斜引起慢性摩擦發炎，產生刺激疼痛的症狀，就是所謂「滑液囊炎」。

　　下圖左是一名 32 歲女性的足部，她的拇趾外翻約 20 度，而她大拇趾滑液囊炎的紅腫疼痛症狀，使她行走時非常不適。在使用足弓腳正器後，雖然無法完全讓變形恢復，但稍微減輕嚴重程度，但對預防未來輕度和中度的持續惡化有幫助。

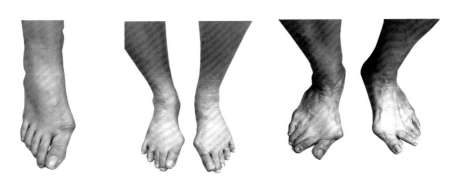

■ 3 個不同嚴重程度的拇趾外翻

另一位 65 歲長者有兩側嚴重的拇趾外翻超過 40 度。長者足部前端有橫弓塌陷，造成第一腳趾根部往內側擴展，大腳趾往外歪斜在第二腳趾的下方。診療採取彈性繃帶包紮足部前端約 6 回，第一趾根關節外擴的角度變小了，大腳趾也不會重疊在第二腳趾之下。

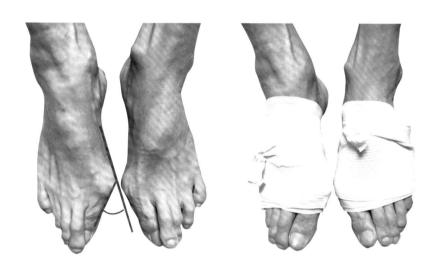

■ 65 歲長者兩側嚴重的拇趾外翻超過 40 度

彈性繃帶改善拇趾外翻

目的： 使拇趾外翻的角度逐漸減少、滑液囊炎的疼痛發炎症狀改善，讓患者較能舒適走動。

方法： 繃帶纏繞的方法很簡單，在腳趾第一趾根的關節到第五腳趾趾根關節的部位，輕輕纏繞足部前端約 6-8 回，並固定住即可。纏繞時，注意只要輕微施力在彈性繃帶上，因為藉由重覆纏繞 6 回左右，就可以產生穩定的力量，讓蹠趾關節關節的外擴角度減少。

時間： 每晚睡覺時進行，持續約 2-3 個月。

提倡者：「彈性繃帶治好拇趾外翻」由日本整形外科醫師青木孝文所提倡。他是日本醫科大學武藏小彬醫院的整形外科部長，專長在足踝整形手術治療，長期研究以手術改善嚴重的拇趾外翻手術問題。當他發現彈性繃帶療法後，成為日本人熟悉的「不做拇趾外翻手術的足踝專科整形醫師」。

其他功能： 彈性繃帶療法在改善蹠骨疼痛上也可見良好效果。蹠骨疼痛患者走路時，腳趾根部會相當疼痛，嚴重甚至腳一觸地就刺痛。據青木孝文的經驗，約 85％患者使用彈性繃帶後，能解除疼痛或是減輕症狀。

足底雞眼

雞眼和足繭同樣是在足部不同部位產生表皮角質層增厚情形，兩者名稱只是代表嚴重程度的差異。足繭是比較輕微的情況，因為在站立（體態和姿態）和行走（步態）過程中足部施力不平均，造成局部持續摩擦，而產生輕度的足部角質層增生變厚。

雞眼則是嚴重的壓迫與摩擦，表皮為了保護其下的軟組織結構，會造成局部表皮角質過度增厚，且角質呈圓錐狀，朝皮膚內部擴散變硬；外部則呈現白色的固狀隆起，走路時會壓迫其下的韌帶及神經末梢，造成疼痛，嚴重者甚至寸步難行。

足繭和雞眼在外觀上的差別

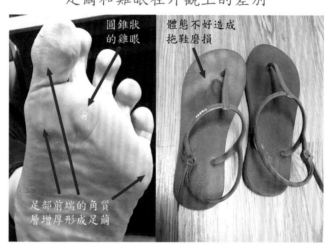

　　雞眼通常發生在腳底，尤其是腳骨異常凸出或壓力較大處，例如腳掌前半部的內側、中間或外側部位，以及足跟部位、腳掌中間外緣部位。雞眼與足繭發生的原因和好發部位有關聯，主要原因有：

1. **足部先天或後天異常：**包括先天的足弓過高或過低不平衡，如扁平足和高弓足；或是後天形成的平底足，同時兩側足部高低不平衡。扁平足者的雞眼好發在足部的內側，如腳拇趾內側、腳掌前方；高弓足好發於足部外側包括第五小腳趾外側或者在足跟外側產生厚繭及雞眼。一個人也可能左右雙腳同時出現不同部位的雞眼。

2. **不良的站姿習慣（姿態不良）：**個人習慣或者長期的工作需求，也會影響體態和姿態，進而把上身不良姿態的重力落到支撐身體重量的雙足上，讓足部承受不平均的重力，而產生雞眼問題。

3. **下肢曾受過傷：**下肢受傷後如果沒有盡快處理，患者會為了避免疼痛，產

生代償作用形成身體歪斜，久而久之使體態不正常，影響雙腳的力量分配不平均，造成雞眼。

4. **不合腳的鞋子：**這是個非常重要也可以較快改善的因素。當鞋子不合腳或者過緊，使趾間、趾背與小趾外側等部位長時間受摩擦與壓迫，造成局部皮膚角質層增生，導致雞眼。

5. **糖尿病患者的足部血管神經病變：**糖尿病患者因為足部神經麻痹，缺乏知覺，而加重行走時的重力偏差，使足部磨損造成特別嚴重且大的雞眼。雖然沒有疼痛感，卻容易發生足部細菌感染，甚至因此截肢。

6. **慢性關節炎：**腳踝或膝蓋關節發炎而造成行走困難的患者，為了減輕關節疼痛而將身體重心偏移，影響體態，使足部承受不平均重力而產生雞眼。

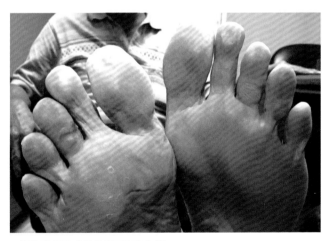

■慢性雞眼形成組織壞死而產生傷口

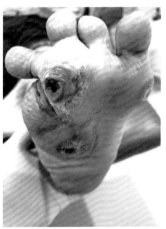

■糖尿病患者特別嚴重的雞眼

見微知著，一個似乎再普通不過的小問題，可能隱藏著具體的健康威脅，足以影響全身健康。雞眼治療的困難在於，雞眼本身的治療無法讓雞眼斷根，所以許多患者在看似改善後又復發。因此，治療雞眼的根本方法是改善上述引起雞眼的原因，雞眼自然消失且不再復發，以下治療 3 步驟：

第一步：用剪刀剪除外層較厚的角質層（醫療院所的醫師可使用銳利的手術刀一層層刮除），能迅速減輕走路時雞眼壓迫內部韌帶的疼痛。

第二步：用外敷的強酸如水楊酸、含水楊酸的治疣液，逐步軟化角質層，之後再慢慢由外而內一層層刮除角質層。

第三步：著手改變造成雞眼根本問題，包括減輕體重、穿合腳的鞋子，鞋頭足夠寬大，鞋子材質不要太硬，最好具備緩衝壓力和吸震功能，並盡量避免長時間穿高跟鞋。再者，可依自己的腳型量身訂製個人化的足弓腳正器，改善不正常的足踝關節、足弓與體態。

找不出疼痛原因的苦主

案例 13 — 原因不明／一走路就腳趾痛

59 歲的女士走路時腳趾疼痛的困擾已超過 4 年，每當她走路不到 5 分鐘，雙腳 5 支腳趾同時會發生麻痺疼痛的不適感，讓她不得不停下步伐，或者勉強拐著腳走路。剛發生時她不特別在意，當情況越來越明顯甚至影響到日常生活，才開始尋求治療。

女士陸續接受過腰部 X 光檢查，進一步做腰部和頸部的 MRI 檢查。由於沒有找到真正肇因，醫師也無法處理她這種只有走路時才出現的疼痛問題。

就診後，透過足態及體態評估，發現女士的體態和足態都往右邊傾斜，腰椎和骨盆 X 光片則是左邊高右邊低。由於在影像學檢查上沒有需要手術的異常現象，女士接受建議使用足弓腳正器來改善體態歪斜，使用一個多月後，她的麻痺疼痛症狀獲得減輕；持續使用 3 個月後複診，已開心表示自己可外出走較遠的路。

　　這位女士的問題在影像檢查上雖然無法找到真正病因，不過由足態和體態的歪斜可推測，問題的源頭在於小腿及足部肌筋膜歪斜，引起肌筋膜過度緊繃，使血液循環不佳，造成缺血性麻痺疼痛症狀。

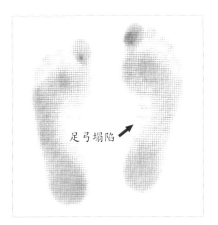

足弓塌陷

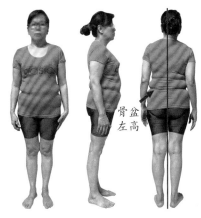

骨盆左高

腰椎 X 光　　　　　腰椎 MRI　　　　　頸椎 MRI

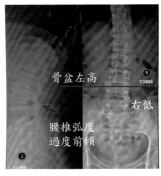

骨盆左高

右低

腰椎弧度
過度前傾

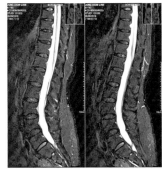

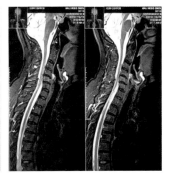

■ 上圖女士的足態和體態都是左邊高右邊低，身體往右邊傾斜；下圖是她的各項影像學檢查，沒有特別異常需要手術，不過在腰椎 X 光片可見骨盆前傾造成腰椎弧度曲度過大，以及骨盆左邊高右邊低的跡象

案例 14 — 慢性肌腱炎／腳跟腫脹疼痛

　　54 歲的女士主訴她多年有右側腳跟腫脹疼痛的困擾，走路短短距離就疼痛不已，她尋求醫療諮詢多次、服用止痛藥，疼痛狀況卻不見起色。經過體態檢測，女士的體態呈現骨盆左高右低，身體往右邊傾斜；同時有骨盆前傾、膝蓋反弓，讓小腿後側肌肉肌腱過度緊繃，在肌腱附著足跟跟骨部位引起慢性肌腱發炎腫脹等問題。

　　針對這樣的個案，治療方針是給予足態和體態一致性調整，由調整兩側足底的不平衡來改善體態，體態平衡就能讓緊繃的肌肉肌腱放鬆。

　　女士嘗試每天使用足弓腳正器走路，從一開始走路疼痛，只能步行約 20 分鐘，到 3 個月後，她已經可以持續走動超過 1 小時，同時疼痛指數也減少，她的後續情況也不斷改善中。

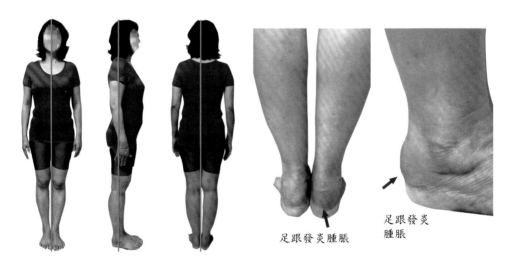

足跟發炎腫脹

足跟發炎腫脹

■左圖：女士的體態呈現骨盆左高右低，身體往右邊傾斜，同時骨盆前傾、膝蓋反弓，讓小腿後側肌肉肌腱過度緊繃／右圖：在肌腱附著足跟跟骨部位發生慢性肌腱發炎腫脹

案例 15 — 足底筋膜炎／腳底如被針刺

　　55 歲的楊女士每天早上起床，雙腳一踏上地面，腳底就像被針刺一般尖銳疼痛，使她必須踮起腳尖才能勉強走路，下樓梯時甚至倒退用腳尖往下走，讓她非常困擾。楊女士就醫診斷為足底筋膜炎，醫師建議她使用止痛藥，並考慮使用長效性類固醇注射疼痛點；然而她只願意服藥不接受注射，但止痛藥似乎沒有什麼效果。

　　在就診經體態評估後，發現她的足底筋膜炎主因小腿後側肌肉過度緊繃，小腿肌肉筋膜延伸到足底筋膜群的部位發炎、引起疼痛，並非一般人誤認的足跟跟骨部長骨刺。

　　楊女士嘗試使用足弓腳正器做足態和體態的調整，持續一個多月後的某天早上，她起床時間遲了，一下床就衝到浴室刷牙洗臉，才突然發現自己居然可以在無痛情況下「踩地走路」，原來她兩側足底疼痛症狀，在不知不覺中已改善許多。

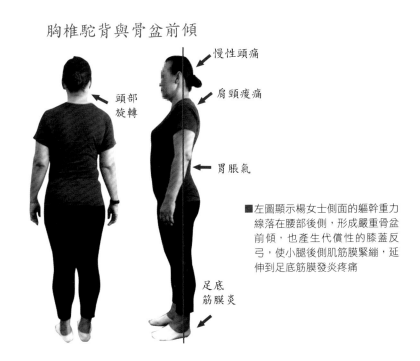

胸椎駝背與骨盆前傾

頭部旋轉

慢性頭痛

肩頸痠痛

胃脹氣

足底筋膜炎

■左圖顯示楊女士側面的軀幹重力線落在腰部後側，形成嚴重骨盆前傾，也產生代償性的膝蓋反弓，使小腿後側肌筋膜緊繃，延伸到足底筋膜發炎疼痛

案例 16—足背受傷／走路無法踮腳尖

32 歲的女騎士在騎車時發生意外，左腳腳背受傷，當時醫師幫她做了一些外傷處理，配合返家塗抹藥物，然而沒有改善她走路時非常疼痛的問題，傷後一個多月，她只能一步步拖著左腳緩慢步行。

就診檢查後，發現女騎士左腳的伸拇長肌由於擦傷磨損，左腳大拇趾無法往上伸展，所以走路時無法做往前踮起腳尖的旋前動作。因為旋前往前走的動作會牽動到受傷的伸拇趾肌腱，走路時只能整個左腳腳掌一起落地，為避免左腳疼痛，她無意識地將身體往右邊傾斜。

肌腱受傷不易修復的原因是血液循環不佳。醫師給予女騎士超氧水療（Ozone Hydrotherapy）泡腳，每天持續超氧浸泡約 3 週後，傷口終於修復。當傷口改善、疼痛減輕同時，也指導她做正常踩地的腳趾運動，讓她運用緩慢的正常步態行走時，有意識地避免身體向右邊偏移。

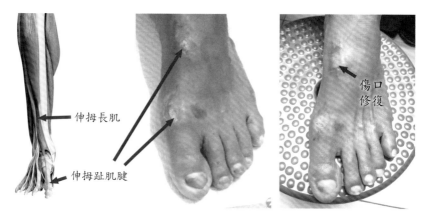

■左圖：左腳伸拇長肌的作用是往上伸展抬起大拇趾／中圖：女騎士的腳背肌腱受傷，走路時腳趾往後的推動力加重傷口疼痛／右圖：接受超氧水療泡腳 3 週後的傷口修復狀況

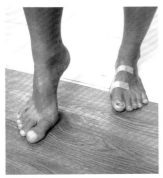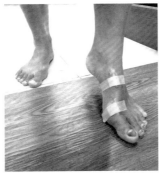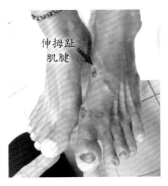

伸拇趾
肌腱

■女騎士在傷口治療的過程，同時做步態和體態的復建運動。左圖正常的右腳和中圖疼痛的左腳，在走路
步態上兩側高低差很多；右圖則為個案嘗試感受兩側大拇趾同時用力往下踩的力道差異，目的是訓練有
意識地比較兩側差異，讓其恢復過程兩側能應用相等的力度

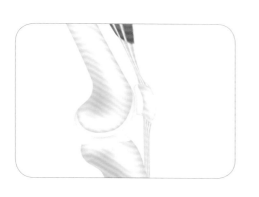

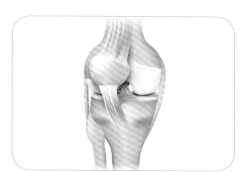

3

膝蓋疼痛退化疾病

膝蓋疼痛是老年人或長期運動者都常遭遇的困擾。作者針對嚴重可能影響生活品質的退化性關節炎、髕骨錯位、術後症狀未改善⋯等較棘手的膝蓋關節疾病一層層剖析，搭配實際個案探討，挖掘出各種膝蓋痛疑難雜症的可能因子和解決方案。

讀完你將發現：「原來膝蓋痛不一定只有膝關節出問題，肌肉、韌帶或筋膜也可能是幫兇！」

3
膝蓋的結構與影像

　　膝蓋關節活動以伸展（Extension）及彎曲（Flexion）為主，其次是在膝蓋彎曲時才能做的外展（Abduction）及內收（Adduction）動作；而膝蓋關節的半月板可吸收運動造成的關節衝擊力。以下介紹膝蓋關節與周遭肌肉群的構造。

膝蓋關節構造

　　膝蓋包含兩個關節面：股骨脛骨關節（內側和外側）及股骨髕骨關節。其中股骨脛骨關節為股骨與脛骨的內側和外側雙關節形成一個鉸鏈的關節作用。股骨髕骨關節則是股骨與髕骨的接觸面，當髕骨在脛骨前方維持下肢快速行動，負責維持關節穩定度，也讓膝蓋伸展肌的力學作用至少增加50％。

　　膝蓋關節囊是人體最大的關節囊腔，除了在關節囊外四周緊緊包裹著肌肉與肌腱，內外側各有一條側韌帶；關節囊內也有前、後十字韌帶；關節腔的內、外側則各有一片半月板。膝蓋關節囊能分泌淺黃色的關節液，功能是關節軟骨的營養來源與關節面的潤滑作用。

前後照　　　　側面照

■膝蓋 X 光片影像圖解

膝蓋周圍肌肉韌帶群

膝蓋關節周圍有強韌的肌肉韌帶和筋膜，來支持膝蓋在動態活動時的穩定度，包括前面、後面、外側和內側的肌筋膜群。

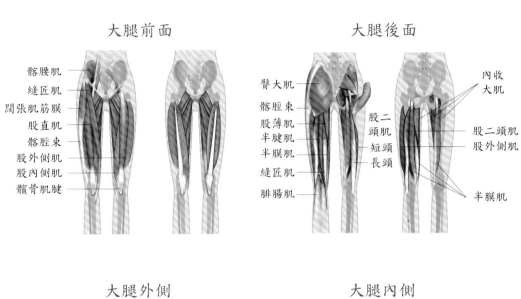

大腿前面

髂腰肌
縫匠肌
闊張肌筋膜
股直肌
髂脛束
股外側肌
股內側肌
髕骨肌腱

大腿後面

臀大肌
髂脛束
股薄肌
半腱肌
半膜肌
縫匠肌
腓腸肌

股二頭肌
短頭
長頭

內收大肌

股二頭肌
股外側肌

半膜肌

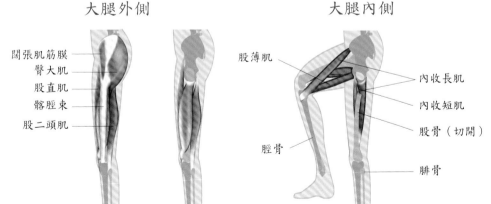

大腿外側

闊張肌筋膜
臀大肌
股直肌
髂脛束
股二頭肌

大腿內側

股薄肌

內收長肌
內收短肌
股骨（切開）

脛骨

腓骨

膝蓋關節周遭肌肉韌帶筋膜發炎，經常是膝蓋疼痛的來源。當先天或後天因素形成 O 型腿（膝蓋往外歪斜）或 X 型腿（膝蓋往內歪斜）時，會逐步產生膝蓋內、外、前和後側的疼痛。

O 型與 X 型腿產生的膝蓋疼痛

部位／症狀	影響肌群
膝蓋外側發炎	闊筋膜張肌 Tension Fascia Lata 髂脛束 Iliotibial Band
膝蓋內側疼痛	縫匠肌 Sartolius 股薄肌 Gracilis
膝蓋後側發炎緊繃 走路困難	股二頭肌 Femoral Biceps 半腱肌 Semitendinous 半膜肌 Semimenbranous Muscle
膝蓋前側無力	股四頭肌 Quadriceps Muscle

O 型與 X 型腿的樣態

• **O 型腿：** 下肢兩側的膝蓋關節分別往外側歪斜，在 X 光影像上，呈現膝蓋往外偏離股骨頭和腳踝關節的中線。

• **X 型腿：** 下肢的兩側膝蓋關節角度往內歪斜，在 X 光影像上，呈現膝蓋往內偏離股骨頭和腳踝關節連接的中線。

O 型腿

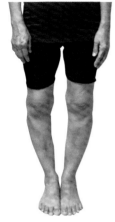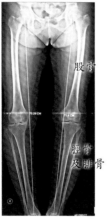

股骨

脛骨
及腓骨

股骨	外翻	股骨頭向外旋轉角度 > 126°
脛骨 腓骨	外翻	脛骨及腓骨、髕骨向外翻，腳尖向外，後跟骨內旋
容易受創部位		外側副側韌帶撕裂傷 內側關節軟骨摸損

X 型腿

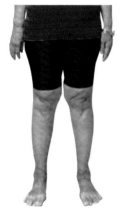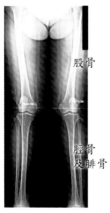

股骨

脛骨
及腓骨

股骨	內旋	股骨頭向內旋轉 < 126°
脛骨 腓骨	內旋	脛骨腓骨向內旋轉，腳尖向內後，跟骨外翻
	外翻	脛骨腓骨向內旋轉，腳尖向外，後跟骨內旋
容易受創部位		內側副側韌帶撕裂傷 外側關節軟骨摸損

退化性關節炎

　　談及膝蓋痛，多數人會聯想到退化性關節炎，不過人們對它的起因的認識並不完整。膝蓋退化性關節炎（OA Knee）在過去的醫療資訊傳播下，被一般民眾以為是因為年紀老化或退化造成，隨著年齡必然會發生這些關節疼痛症狀。因此，許多 60 歲以上的患者就診時，自認年紀老了，所以承受膝蓋關節疼痛與變形的問題，於是不少患者因為退化性關節炎接受手術治療。

　　近幾年，部分膝蓋痛的患者在接受手術後，並沒有獲得很好的疼痛改善，甚至術後情況比術前更嚴重；隨之，手術不成功的傳聞在患者的親友間流傳，讓其他有相同困擾的人即便膝蓋疼痛嚴重，卻對手術治療卻步。

　　是否需要接受手術治療？還是必須依據客觀的個案狀況做評估，重點是評估項目需要重視肌筋膜疼痛問題，其次再考慮關節磨損的問題。

膝蓋痛 ≠ 退化性關節炎

　　膝蓋退化性關節炎的英文名稱為 Osteo-Arthritis Knee，其中 Osteo 意思是骨，Arthritis 是關節炎，代表含義是關節退化造成的問題。骨關節炎的變化通常指同時具有「紅、腫、熱、痛」4 種臨床症狀，以及軟組織破壞變形的外型。或許過去「退化性關節炎」的名稱，應該修正為「軟組織骨關節炎 Fascia-Osteo-Arthritis」，這樣一般大眾能比較容易了解膝蓋疼痛不只是骨頭問題，更重要是軟組織的肌肉韌帶筋膜問題。

　　膝蓋痛患者的膝蓋變化過程中，首先是軟組織的損傷（含膝蓋間與膝蓋周邊的肌肉韌帶筋膜發炎及軟骨磨損），其次才是骨骼的退化，而不是全然的骨骼問題。所以即便是一般民眾，都有必要重新認識膝蓋關節疼痛的機制，除了保守藥物治療和手術治療之外，深受膝蓋疼痛折磨的患者是否有其他的選擇能減少疼痛症狀、改善生活品質？

　　以下兩名個案正是因膝關節週邊軟組織問題引起嚴重疼痛，看看他們如何從痛苦中找到問題癥結點、改善長期疼痛的夢魘。

案例 17 ── 膝關節手術後走路痛到拄拐杖

　　63 歲的楊女士過去三十多年來和先生一起經營園藝生意，她的工作經常需要協助搬運沉重的花盆和泥土。2015 年中旬，她的右側膝蓋長期嚴重疼痛且持續惡化，造成白天行動和走路困難，晚上又因膝蓋抽痛及小腿痙攣而無法入睡；透過 X 光片影像檢查，呈現她的膝蓋關節有第二期程度的關節磨損，雖然不算太晚期或嚴重的狀況，但因楊女士無法忍耐抽筋疼痛及失眠，遂在 2015 年底接受右邊膝蓋的全膝蓋關節置換手術。

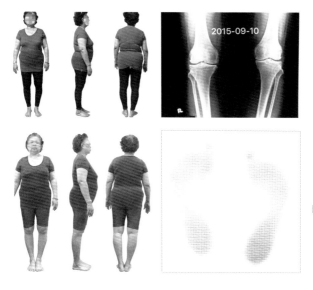

■圖左上、右上、左下分別為楊女士接受足部矯正前的體態、X 光片和足態；圖左下為矯正後的體態

　　楊女士接受右邊膝蓋關節置換手術後，雖然平時膝蓋疼痛減緩，但走路時仍覺得膝蓋僵硬無法自然行走，同時，左邊的膝蓋竟也變得非常疼痛影響走路，讓她外出經常需要拄著雨傘當拐杖，行動相當不便，且出外買菜不超過 20 分鐘就必須回家坐下休息，否則左邊膝蓋會有痙攣疼痛的狀況發生。

　　受不了如此折騰，楊女士就診接受「體態平衡檢測」，呈現身體往右邊傾斜、骨盆前傾的體態。醫師發現她的身體重量偏斜右邊，是造成她右膝蓋提早損壞的原因，但是真正引發疼痛的根源，是膝蓋關節周邊的軟組織，包括肌肉、韌帶及筋膜長期緊繃或過度伸展，引起血液循環不佳，造成缺氧症狀而引發嚴重的肌筋膜疼痛。

檢測後，楊女士使用足弓腳正器做兩側足部平衡調整，三個多月後體態顯著改善，膝蓋關節歪斜角度變小，使膝蓋周邊的肌筋膜發炎得到緩解，也恢復正常的肌肉韌帶張力，疼痛症狀自然減輕。現在的她行動自如，再也不需要拄著雨傘走路了！

案例 18 ── 兒童膝蓋不明原因走路疼痛

　　膝蓋痛不只是老年人的問題！兒童的膝蓋痛主要是膝蓋角度歪斜所引起，容易發生在嚴重扁平足身上。現年 14 歲的田小弟，從 5 歲開始走路時膝蓋及腳踝疼痛，走路很容易跌倒，當時醫師為他做膝蓋和腳踝 X 光片檢查，顯示沒有骨頭問題，只開了些止痛藥給他。

　　之後經友人介紹下，田小弟使用足部減壓墊來改善膝蓋疼痛。原來他的膝蓋與腳踝疼痛原因是扁平足形成的 X 型腳，讓膝蓋往內側歪斜，肌肉韌帶因長期過度緊繃發炎才引起疼痛。針對這類問題，解決方式需要矯正扁平足，形成有效的足弓，就能夠正常無痛地走路了。

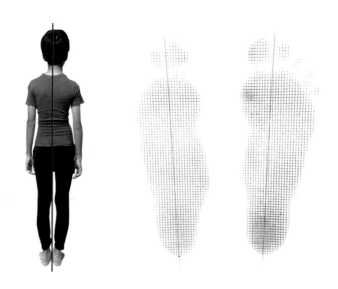

■田小弟的扁平足導致 X 型腳，讓膝蓋往內側歪斜

膝蓋退化性關節炎的臨床診斷

　　膝蓋退化性關節炎依退化程度分為 5 級，症狀如果處於早期，適度休息和熱敷就有所改善；但如果被誤以為一般傷害，延遲到症狀嚴重才求醫，這時能提供的 醫療處置就相當有限。因此，及早診斷相當重要！本節介紹膝蓋退化性關節炎在醫療上的診斷方式。

疼痛的位置與原因

　　膝蓋退化性關節炎常發生在中年以上的年齡層，女性比男性多。通常兩側膝關節都會發生，但兩側疼痛嚴重程度不一定相同。較早期的症狀包括膝蓋周邊痠痛無力、膝蓋窩處緊繃不靈活、活動時間過長會疼痛不適。

　　症狀加重時，膝關節內側或外側面疼痛向上牽連引起腰痠背痛，向下延伸造成小腿或足踝關節痛，在蹲下時更加疼痛難耐。久而久之，股四頭肌漸漸萎縮，膝關節逐漸內翻變形，夜晚睡覺時膝部會痠痛，白天行動也被限制。

　　當膝蓋退化性關節炎進入晚期，疼痛更加劇烈，且膝蓋腫脹變形更明顯，許多患者膝部屈曲攣縮無法完全伸直，關節活動時有磨損雜聲，步態左右搖擺（因為膝蓋無法伸直，患者需用臀部抬起下肢走路，而造成這樣的步態），甚至需要使用拐杖輔助走路。

• **膝蓋前側痛：**髕骨和股骨頭的接觸面，有一層脂肪組織能減少關節面的摩損。如果股四頭肌無力，相對會加速髕骨與股骨的關節面磨損發炎，髕骨通常也會因為股骨和脛骨的角度歪斜而有偏離、變得不穩定。

　　明顯症狀是從坐姿到站立時必需伸直膝蓋，這時髕骨與股骨頭關節面立即產生摩擦、引起疼痛感，嚴重必需站立等待十幾秒，讓疼痛感過了才能走動。面對這種困擾，患者通常會自我調整站立和走路的姿態，選擇不讓膝蓋完全伸直的走路方式。漸漸地，每當需要上下樓梯，經常因為膝蓋伸直會疼痛，只能彎曲著膝蓋上下樓梯，甚至倒退著下樓梯；久而久之，膝蓋形成慣性彎曲，膝蓋後側肌肉攣縮，從此無法再伸直。

想遠離前述問題，除了鍛鍊股四頭肌肌腱強度，以穩定關節和髕骨位置；透過修正體態平衡，也能改善股骨脛骨的歪斜角度。

• **膝蓋後側痛：** 膝蓋後側包括股二頭肌、半腱肌及半膜肌。當大腿前側的股四頭肌無力時，膝蓋後側肌肉因為縮緊變短，讓人不知不覺中彎著膝蓋走路，同時加速膝蓋關節變形疼痛。如果發生這種情況，通常踩在拉筋板上放鬆後側緊繃的筋膜，會得到明顯緩解。

• **膝蓋外側痛：** 外側的肌筋膜包括闊筋膜張肌和髂脛束，這系列肌肉是由臀部開始，經膝蓋關節附著於小腿的脛骨上，主要是避免膝蓋往外側歪斜。為了能穩定膝蓋關節，在運動過程中只能有伸直和彎曲的動作，如此就不會造成外側或內側的半月板磨損。因此，鍛鍊外側筋膜的強度相當重要。

O型腿的人闊筋膜張肌和髂脛束過度向外側偏移，會讓筋膜緊繃、血液循環不佳而缺氧，導致發炎疼痛；當往外歪斜超過筋膜能夠承擔的角度，就會產生肌筋膜痙攣等急性疼痛問題，此時疼痛將嚴重到難以忍受。

當偏移角度過大、外側筋膜彈性疲乏或是年紀老化，肌筋膜的功能加速退化，將無法穩定膝蓋關節，膝蓋關節往外偏斜角度隨之更大，同時加速內側的半月軟板磨損。膝蓋痛經常會向下延伸到小腿，同時向上延伸到大腿外側至臀部，症狀類似一般對於「坐骨神經痛」的認知。如果沒有準確的診斷，患者可能會被誤診為腰椎骨刺，而做了不必要的腰椎手術。

• **膝蓋內側痛：** 包括縫匠肌、股薄肌及半膜肌發炎。每當患者從車外坐上車，此時動作是將外側的患部由外往內側帶，內側因為疼痛無力，患者需要自己用手幫忙把大腿往車子裡拉，才能順利坐到座位上。

嚴重程度評估

嚴重程度評估用來量化疼痛指數及日常生活品質。右頁「膝關節炎疼痛指數評分表」是醫師為個案做嚴重度評估的工具，主要項目有：1. 膝關節疼痛對日常生活品質的影響程度；2. 行動的耐受力；3. 關節活動的範圍。

　　圖表除了協助對個案進行膝關節疼痛嚴重度的評估，同時也可以作為觀察個案的疼痛指數持續惡化或改善的工具。以總分數 24 分為最嚴重，如果達 14 分以上，就已處於嚴重影響日常生活，包括睡眠品質與情緒、行動困難需要依賴他人照顧。

膝關節炎疼痛指數評分表

問題	身體狀況		分數		
1. 疼痛及不舒服	上床時，腳移動會痛	其中一項	1	1	1
	上床時，腳不移動會痛		2	2	2
	起床時，腳僵硬、會痛 15 分鐘以內	其中一項	1	1	1
	起床時，腳僵硬、會痛 15 分鐘以上		2	2	2
	站越久，膝蓋越來越痛		1	1	1
	走一小段路就會痛		1	1	1
	才剛要走時就會痛		1	1	1
	從坐著要站起來，須用手撐著才行		1	1	1
2. 走路距離	可走路超過 1 公里（沒有時間限制）	其中一項	1	1	1
	15 分鐘走 1 公里		2	2	2
	8-15 分鐘走 500-900 公尺		3	3	3
	8-15 分鐘走 300-500 公尺		4	4	4
	8-15 分鐘走 100-300 公尺		5	5	5
	走不到 100 公尺		6	6	6
	撐著 1 支拐杖走路	其中一項	1	1	1
	撐著 2 支拐杖走路		2	2	2
3. 關節活動	能爬上 1 層樓的樓梯　難 1 不能 2		1 2	1 2	1 2
	能走下 1 層樓的樓梯　難 1 不能 2		1 2	1 2	1 2
	蹲　難 1 不能 2		1 2	1 2	1 2
	在不平的路面走路　難 1 不能 2		1 2	1 2	1 2
	總分數				

1. 疼痛及不舒服 + 2. 走路距離 + 3. 關節活動三項評估總分數 =_____ ／ 24
評估項目分析：最低為 0；最高為 24

日期			
分數	_____ ／ 24	_____ ／ 24	_____ ／ 24

評估項目分數	活動限制	評估項目分數	活動限制
0	無	8-10	嚴重
1-4	輕度	11-13	非常嚴重
5-7	中度	＞ 14	超級嚴重

X 光片影像評估

　　一般膝蓋關節 X 光片只能看到膝蓋關節骨頭是否有磨損和長骨刺，而「下肢長腳 X 光片（Long Leg Test）」可以評估膝蓋關節往內或往外歪斜的角度、歪斜所造成的關節磨損原因，以及歪斜所產生的肌筋膜緊繃疼痛。

● **一般膝蓋關節 X 光片影像評估：** 下表是膝蓋退化性關節炎不同階段的嚴重度。這些影像明顯可見膝蓋內側的半月板由早期到第四期漸漸磨損；但在關節老化過程中，內外兩側的半月板應該會同時磨損，因此判斷單側磨損的原因，來自膝蓋的歪斜角度。

膝蓋退化分級

0 級	1 級	2 級	3 級	4 級
無明顯 退化之證據	軟骨輕微磨損 骨刺隱約可見 關節空隙正常 硬骨沒有變白 硬骨未變形	軟骨輕度磨損 明顯骨刺 關節輕微變窄 硬骨沒有變白 硬骨未變形	軟骨中度磨損 明顯多處骨刺 關節明顯變窄 硬骨輕微變白 硬骨未明顯變形	軟骨已經磨穿 明顯多處骨刺 關節輕微更窄 硬骨明顯變白 硬骨磨損變形

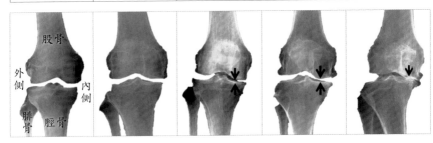

• **下肢長腳 X 光片影像檢查：**主要目的是測量膝蓋有無角度偏移。以長腳 X 光片檢查，可呈現第一到第四期膝蓋歪斜角度的嚴重度；若以體態檢測搭配下肢長腳檢查，可直接觀察到個案的問題，同時包括膝蓋關節周邊軟組織緊繃、肌肉的血中氧氣循環不佳、發炎及骨頭磨損的原因。

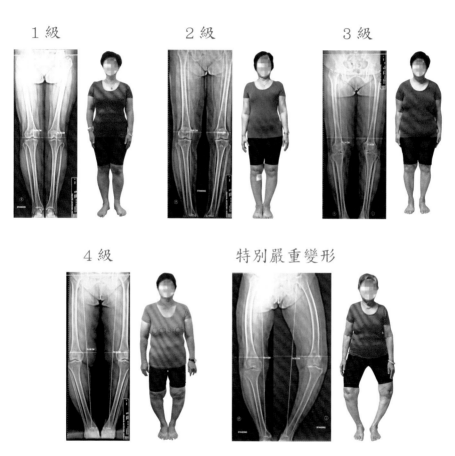

■各級患者的嚴重程度與其下肢長腳 X 光片影像

深究下肢長腳 X 光片檢查方法，由大腿股骨頭中心畫一條線直達脛骨頭遠端的中心（踝關節部位）的連接線（Mikulicz Line），這條連接線可清楚評估是否有往膝蓋內側偏移（內翻，O 型膝蓋）或往膝蓋外側偏移（外翻，X 型膝蓋）。

　　如下圖，正常的 Mikulicz Line 是由股骨頭中心經過膝蓋髕骨中心，到踝關節距骨中心連接成一條直線。如果膝蓋的髕骨中心偏離 Mikulicz Line 的外側或內側，就代表患者有膝蓋內翻或外翻角度。當 Mikulicz Line 偏離越遠，就會造成同側膝蓋軟骨的磨損。

　　如果兩側 Mikulicz Line 偏移不平均，代表 1. 左右兩側下肢形成長短腳，使兩側肌肉力量不平均，產生肌肉筋膜炎疼痛。 2. 兩側長短腳形成，代表骨盆左右高低不平衡，同時會產生骨盆旋轉，間接導致骨盆上的薦骨和腰椎不平均，常見合併腰臀部疼痛問題。

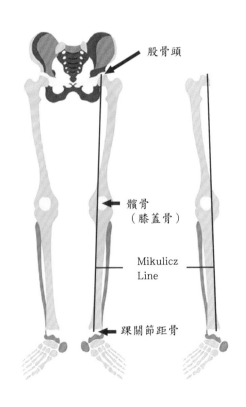

股骨頭

髕骨
（膝蓋骨）

Mikulicz
Line

踝關節距骨

　　長腳 X 光片檢查才能夠真實反映患者膝蓋疼痛的原因，例如可觀察到膝蓋往外歪斜所造成的內側軟骨磨損程度，同時也可觀察到兩側膝蓋歪斜嚴重度和角度不一致的狀況。一般來說，嚴重歪斜的部位惡化較快。

　　想改善膝蓋疼痛無法行動，解決之道正是調整體態來改善膝蓋關節歪斜的角度。一旦膝蓋能調整到接近正中的位置，就可同時改善膝蓋軟骨磨損部位，並恢復外側筋膜的彈性。

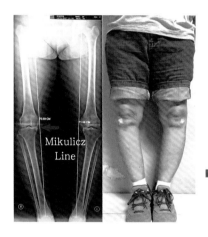

■ O 型腿個案因為膝蓋中心點偏離中線，造成兩側膝蓋的內側軟骨磨損，同時外側膝蓋筋膜過度緊繃引發疼痛

• 重新思考膝關節手術：目前的醫療缺乏對膝蓋周邊軟組織（肌肉韌帶筋膜）的評估，X 光片檢查似乎把所有問題歸因於膝關節內的半月板軟骨及膝蓋骨頭磨損，以此來決定問題的嚴重度以及是否需要開刀的指標，這樣的評估方式是醫療專業人員需要重視和重新思考的。

　　醫界鮮少討論膝蓋關節手術不成功的原因，然而事實上，醫師的手術成功意義除了把手術做好、讓膝蓋矯正到應有的角度，最重要的是患者的疼痛不適症狀有沒有獲得改善？是否恢復正常的生活品質與活動力？

　　目前傳統醫療缺乏評估和回顧「為何患者在術後依然處於疼痛不適？」事實上，許多手術沒有見效的主要因素是：引起筋膜變形疼痛的關鍵沒有獲得很好的調理，所以許多患者即使術後改善膝蓋骨頭間的角度，但已緊繃疲乏的肌筋膜依然無法恢復到原有的彈性和應力。當手術不成功，膝蓋依舊疼痛的患者複診時，醫師也沒有更好的解決方法，而患者只能繼續忍耐疼痛的折磨。

足弓高低與足軸角度

- **膝蓋內翻、外翻取決於足部站立角度：** 當雙腳高低不平衡，站立時身體也會左右高低不平衡。足部高低不一致向上影響雙膝高低不平，間接使兩側膝蓋關節承受不一致的體重，久而久之，承重較大的膝蓋周邊肌筋膜就承受更多重力，引發疼痛。另一方面，兩側足部的軸心不一致，導致股骨頭在髖關節相對的內旋或外旋角度，加重骨盆高低不平衡的情況。

- **站姿足部兩側軸心角度決定旋轉角度：** 兩側足部軸心的偏向包括 3 種變化：1.往外偏移是外八腳；2.兩側足尖往內偏移是內八腳；3.同時往左或右邊偏移。重點在於，外八或內八腳會讓大腿與小腿有往外或往內偏移的不同角度。

　　站立時，足部往上影響膝蓋及股骨頭的旋轉，使骨盆呈現左右、前後及旋轉的 3 個面向的不平衡，這樣的不平衡也繼續向上延伸到頭頸部位。在這種形況下，身體許多部位的拮抗肌肉，如腰部兩側肌肉，會產生單側伸展緊繃，另外一側則是收縮緊繃，引起疼痛。

扁平足／外八　　高弓足／內八

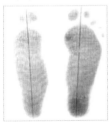

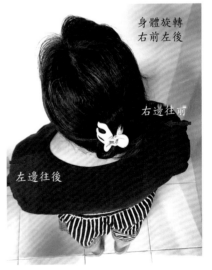

身體旋轉
右前左後

右邊往前

左邊往後

扁平足／內八　　高低足弓／外八

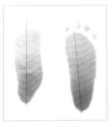

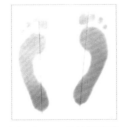

■足弓左右高低不平均會形成長短腳，足軸偏移形成外八或內八，或兩側足軸同時偏斜向左或右

■當足部與足跟平行，肩膀卻呈現右前左後，因為足部兩側軸線同時歪斜向左邊，造成上身體態習慣性往左側旋轉

矯正膝蓋變形的 8 種方式

筆者綜合多年在日式礒谷力學療法、美式脊椎矯正、解剖列車的肌筋膜調理手法、足態足弓調整，以及營養調理修復的觀念，在臨床上搭配運用 8 種方式，來改善膝蓋關節變形疼痛。以下介紹各種手法的運用技巧。

1. 配置足弓腳正器
2. 脊椎膝蓋矯正治療手法
3. 彈性繃帶反向包紮和固定膝蓋關節
4. 屈膝的反向運動（礒谷療法）
5. 靜態拉筋活動
6. 重新建立正確的走路步態
7. 膝蓋關節腔內超氧注射（Prolozone treatment）
8. 細胞修復維他命 C

1. **配置足弓腳正器：**透過每天使用足弓腳正器走路 30-60 分鐘，調整足態左右高低的不平衡，以矯正歪斜體態。

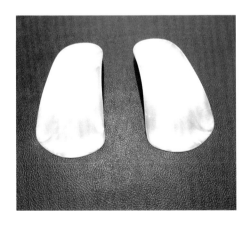
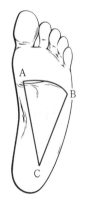
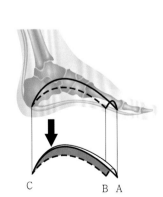

2. 脊椎膝蓋矯正治療手法：

膝關節矯正手法（S.P.T.T）		
患者位置		俯臥（趴在床上）
操作者位置		位於治療床側後方
接觸位置 （依左右膝關節 更換操作手）	左手	以左膝關節為例，豆狀骨 接觸點為腓骨頂端與股骨關節面
	右手	以左膝關節為例，豆狀骨 接觸點為徑骨頂端與股骨關節
施力方向	外翻	以左膝關節為例，力道向下 方向朝內 45°
	內旋	以左膝關節為例，力道向下 方向朝外 45°

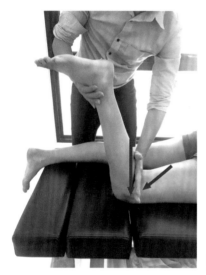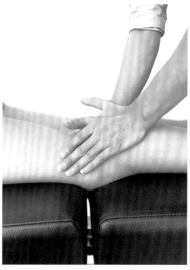

■膝關節膕窩的中線平行位於治療床的縫隙

3. **彈性繃帶反向包紮和固定膝蓋關節：**這個方法目的是保持膝蓋的穩定度。
   X 型腿個案的膝蓋通常往外歪斜，在使用足弓腳正器同時，也用繃帶在膝蓋部位由外往內包紮，產生和膝蓋關節外翻相反的作用力來穩定膝蓋。除此，彈性繃帶也可以加強膝蓋周圍肌肉筋膜力量，讓膝蓋較有力量走路。當足部與膝蓋的角度減少，疼痛指數隨之降低、膝蓋穩定度增加，如下圖個案更容易透過走路改善歪斜的體態。

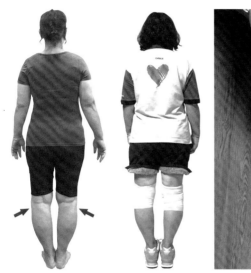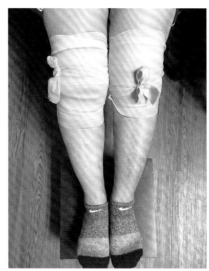

■用彈性繃帶反向包紮 X 型腿的個案

4. **屈膝的反向運動（礒谷療法）**：屈膝的反向運動可以同時調整 1. X 型腿及 O 型腿；2. 改善長短腳（改變左高右低體態，取得骨盆左右的平衡）；3. 鍛鍊腰部及臀部肌肉力量；4. 改善肩膀胸部駝背的角度。

以下圖第四期膝蓋退化性關節炎患者舉例，她的右邊膝蓋歪斜角度大，骨盆傾斜呈左邊高右邊低。在做屈膝運動時，因為左腳比較長，要往後退到右腳中間，而且左腳跟往外斜 45 度角，這時兩側的骨盆拉回平衡。在彎曲膝蓋蹲下及站直的交互運動過程中，可以鍛鍊兩側的小腿、大腿及腰臀部肌肉，以平衡運動來改善體態高低歪斜的角度。

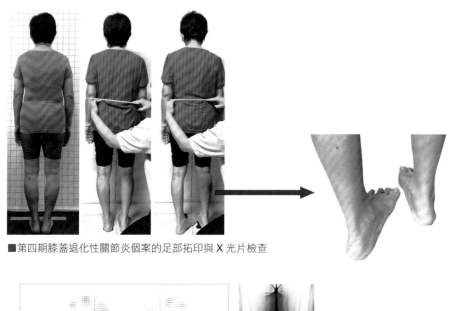

■第四期膝蓋退化性關節炎個案的足部拓印與 X 光片檢查

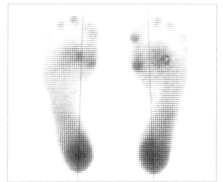

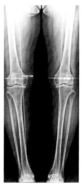

■第四期膝蓋退化性
　關節炎個案的屈膝
　運動與示範動作

屈膝運動示範

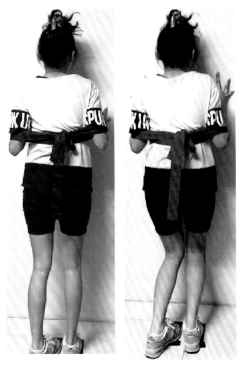

直立的動作　　　　下蹲的動作

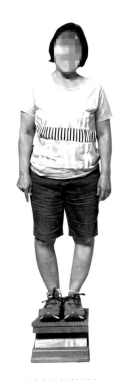

5. **靜態拉筋活動：**許多患者因為膝蓋歪斜、疼痛，漸
   漸習慣彎曲著膝蓋走路，然而這種習慣會讓膝蓋後
   方的肌肉韌帶（股二頭肌）攣縮，情況嚴重時甚至
   感覺無法抬腳往前邁開步伐。

   透過站立在不同斜度的拉筋板上，可以讓大腿後方
   的肌筋膜拉開，走路時就不會太過緊繃。拉筋練習
   在家就可以執行，建議一天 2 次，每一次 5 個循
   環，拉筋 3 分鐘，拉筋後休息慢走 2 分鐘。

■站立在拉筋板上

6. **重新建立正確的走路步態：**許多膝蓋疼痛的人走路時，總是專注於如何移動疼痛的膝蓋，把重心放在雙腳，忘記走路時雙手必須搭配雙腳交互擺動，才能讓身體平衡，因此常常犯了「同手同腳走路」的錯誤。其實有意識地走路，改以雙手帶動腰部擺動，下肢走路會更加輕鬆。

下圖 65 歲膝蓋變形疼痛的女士，在重新建立「本體感覺」後，身體的位置感重新回饋到頭腦平衡中心；由此推測，患者的足部長期慣性處於不平衡的狀況，間接也造成膝蓋歪斜。透過調整足跟與足部前端腳趾兩側的偏斜問題，比對調整前後，女士明顯感受足部站立時回到正確位置，也因為腳踝關節重回平衡，小腿變得更挺直了。

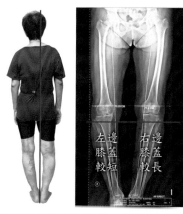

■ 65 歲個案體態和膝蓋 X 光片呈現足部過度旋前造成膝蓋外翻，引起膝蓋骨頭的內側磨損，外側則完好

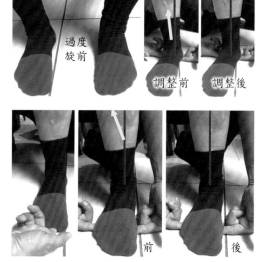

■ 協助個案調整足跟及足部前端腳趾兩側偏斜。原本過度旋前的足踝關節會往外側歪斜，調整後讓個案感受足部重心往內側移動，足部重新建立在正確位置上。也因腳踝關節重回平衡，小腿變得挺直。

7. **膝蓋關節腔內超氧注射**（Prolozone Treatment）：醫療用等級的超氧（Medical Ozone）有安全管制的濃度。超氧這種氣體本身具有很強的抗氧化和抗發炎作用，透過混合使用礦物質液體注射進入關節腔，效果會比一般使用的 Hyaluronic Acid 液體好且持久。需要注意的是，這項操作需要有歐洲國家進口醫療等級的超氧生成機型，同時要有運用 Prolozone 注射經驗的醫師來執行。膝蓋關節腔內超氧注射需要 3 次，每一次間隔約兩週。

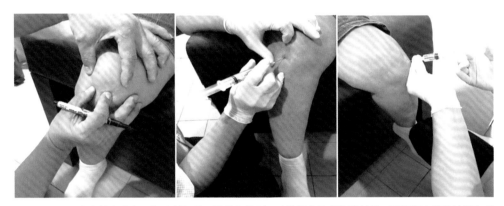

■ Prolozone 的注射方式和一般注射相同，同樣在找到正確的關節腔部位進針後，再把混合後的液體和超氧氣體注射到關節腔內

8. **細胞修復維他命** C：維他命 C 的在臨床上有幾個很好的作用，可運用在慢性關節疼痛患者上。首先，維他命 C 具備有效的抗組織發炎作用（Anti-Inflammation），能夠降低軟組織的慢性發炎，以及關節腔內發炎引起的疼痛；其次，它具有修復肌筋膜的膠原蛋白（Collagen），可強化肌肉韌帶筋膜。針對慢性疼痛患者，建議服用高劑量的維他命 C，一天 6-8 公克，可分為一天 2-3 次服用。對於高齡的患者，維他命 C 也能改善心臟血管老化和硬化發炎引起的阻塞，可說是一舉數得。

髕骨錯位引發的急性疼痛

　　膝蓋關節上的髕骨凹槽，是膝蓋在彎曲與伸展活動時，髕骨在股骨上順利滑動的路徑。如果膝蓋關節不穩定造成往外歪斜（O 型腿）或往內歪斜（X型腿），就容易造成髕骨錯位或脫位，導致慢性疼痛，或是急性脫位引起的嚴重急性疼痛，使人寸步難行。當這種情況發生時，如果能做到髕骨復位，就可以迅速解除患部疼痛問題。

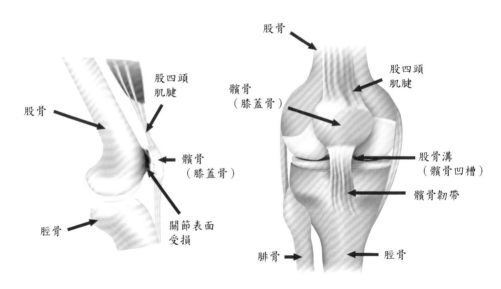

■膝蓋關節上的髕骨凹槽是膝蓋彎曲及伸展活動時，髕骨在股骨上順利滑動的路徑

髕骨錯位的症狀與非手術治療

• **髕骨錯位的症狀（患者主訴）：**分為急性期和慢性期。許多患者隨著膝關節周邊肌肉韌帶慢性發炎、變形、腫脹、引起疼痛之外，韌帶力量同時退化，肇因於膝關節肌肉韌帶不穩定，特別是包裹髕骨的股四頭肌。

在髕骨錯位急性發生時，患者原本只有些許膝蓋不舒服，突然轉為急性疼痛、膝蓋關節無法彎曲等強烈的不適狀況。至於慢性髕骨錯位較常發生在已經長期有膝蓋慢性疼痛的患者上，這類患者經常有慢性膝蓋疼痛和無力的情況，在某些彎身、轉身或突然站立過程中膝蓋疼痛加重，然而他們經常誤認為只是膝蓋疼痛加重或情況惡化。

• **髕骨錯位的徵兆（醫師觀察和檢查）：**患者的膝蓋可能是輕微腫脹疼痛，或者有觸摸時紅腫熱痛的急性發炎徵兆，比較明顯的徵兆是難以彎曲膝蓋。

當 X 光影像檢查結果仍處於第二或第三期的關節退化和骨刺，似乎不如症狀來得嚴重時，就應做不同的思考。最迅速診斷個案是否有髕骨錯位的方式，就是直接幫個案做髕骨錯位的復位手法，在復位手法後，這類患者的疼痛、膝蓋關節卡住等感受通常可以立即解除。

需要注意的是，部分患者因為髕骨錯位，每一次由坐姿轉為站立，或是行動中膝蓋彎曲、打直時就會疼痛。患者為了避免疼痛而改變走路方式，不伸直膝蓋；久而久之，膝蓋後側的肌肉（股二頭肌長肌及短肌）將慢慢萎縮、縮短，緊繃而無法放鬆，身體的重量也會加重膝蓋的負擔，使退化加速。

案例 19 ── 突然無法抬腳行走

一名 86 歲老先生某天如廁後，由蹲坐姿勢轉為站立時，右膝蓋突然發出「喀」的聲響，勉強站起身，膝蓋卻突然疼痛到無法抬起腳走路。起初他到私人醫院看診，服用止痛藥無效，接著安排做 MRI 檢查，發現半月板軟骨撕裂破損，醫師即建議手術治療。老先生因為年紀考量拒絕手術，由家人帶到筆者的診所檢查。

觸診檢查發現右邊膝蓋比左邊溫熱腫脹，必須先排除尿酸引起的疼痛，而在檢查老先生的膝蓋髕骨活動度時，發現髕骨無法移動，顯示可能有髕骨錯位的問題。於是使用復位手法把髕骨歸位後，老先生嘗試站立，沒想到他立刻可以彎曲膝蓋抬起腳走動，疼痛也減輕了 7 成。

考量到老先生年紀大、肌肉退化，而且髕骨錯位持續超過兩週，會有習慣性膝蓋髕骨錯位的可能性，遂建議老先生的家屬協助做膝蓋「繃帶反向包紮」。使用繃帶做逆向包紮後，老先生自覺走路時膝蓋更加穩定好走。

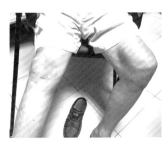

■老先生剛就診時，右膝蓋必須伸直才能避免疼痛，站立時須以手扶桌子撐起身體，而且站立後膝蓋會有瞬間的卡卡疼痛感，走路只能以左腳拖著身體帶動右腳走動

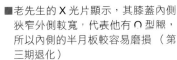

■老先生的 X 光片顯示，其膝蓋內側狹窄外側較寬，代表他有 ∩ 型腿，所以內側的半月板較容易磨損（第三期退化）

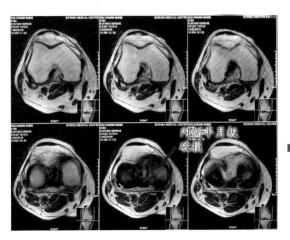

■ MRI 核磁共振掃描顯示，右膝蓋的內側半月板有撕裂破損。一般 MRI 檢查作用是確定臨床的診斷，而這名個案雖然有半月板磨損跡象，但造成急性無法行走的關鍵卻是髕骨錯位

案例 20 — 膝蓋劇痛腫脹變形

　　一名 54 歲的咖啡店老闆娘，主訴右邊膝蓋嚴重疼痛超過 4 週，做過多種中、西醫治療及按摩都不見效。這個困擾不只讓她白天無法行動工作，晚上也疼痛得難以入眠。

　　接受檢查時，老闆娘的兩側膝蓋外觀嚴重腫脹變形，主訴原本膝蓋疼痛但仍可以自然活動，然而在 4 週前某天工作時行動過快，右側膝蓋突然劇痛，之後在 1 天之內，膝蓋的前、後、內、外側都同時產生讓人難受的疼痛感。經骨科做 MRI 檢查，半月板裂開需要手術修補，然而她不願意接受手術。

　　後轉至筆者診所，在檢查膝蓋伸張時，發現髕骨無法移動、有錯位的跡象。透過手法將髕骨上的股四頭肌下端和上端放鬆後，再把外側移位的髕骨推回髕骨凹槽。調整後讓老闆娘嘗試站起來抬腳，她感覺膝蓋關節放鬆、疼痛程度減輕，試著走動也感覺良好。醫師同時給予老闆娘彈性繃帶包紮穩定關節，兩天後複診，她開心地表示可以自在行動，終於能繼續在咖啡店裡到處走動招呼客人。

髕骨錯位的復位手法及彈性繃帶反向包紮

　　這兩種手法目的是為了加強膝蓋關節的穩定度。復位手法如下圖，從圖左開始做膝蓋髕骨定位後，透過膝蓋的彎曲和伸展活動，緩慢地把髕骨退入股骨凹槽內，個案即可減輕走路時甚至休息時的疼痛。

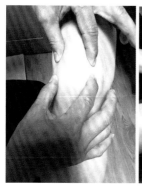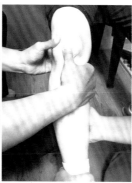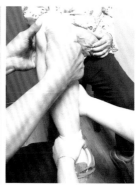

■髕骨錯位的復位手法

右圖 O 型腿個案的髕骨偏離外側造成磨損，在髕骨復位後，使用彈性繃帶做反方向包紮（由外側往內側方向包紮）在膝蓋關節之上及之下的肌肉韌帶部位，讓膝蓋得到穩定、向上移改善膝蓋關節的平衡，同時彈性繃帶也提供大腿和小腿之間肌肉的緊繃和彈性，讓個案可以穩定行走。如此一來，可避免走路時隨時擔心可能扭傷的不安全感。

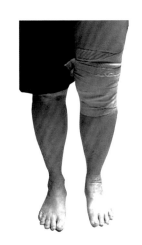

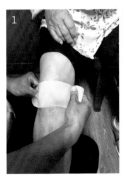
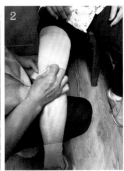
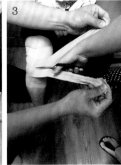
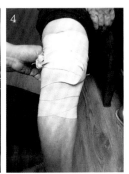

■彈性繃帶反向包紮

膝蓋痛個案體態分析

以下透過 3 名問題截然不同，但同樣被膝蓋痛困擾纏身多年的患者，解析膝蓋關節退化的問題點與解決方案。

案例 21 — 成功逆轉膝蓋運動傷害

50 歲的楊先生興趣是打羽毛球，雖有三十多年的球齡，但他在過去 10 年運動後的膝蓋疼痛問題日益加劇。每一次打球後，他的膝蓋就會持續兩三天疼痛，另外腰部痠痛約兩天，逼迫他不得不把原本一週 3-4 次打球的習慣，減少為一週 2 次。

雖然明知打球後會疼痛好幾天，楊先生依然樂此不疲。他和一批年齡相近的球友會互相介紹西醫或中醫，以求改善他們的膝蓋疼痛問題。球友間的求診經驗也相當類似，通常由骨科醫師先安排膝蓋 X 光片檢查，評估問題的嚴重度，而大部分狀況都是膝蓋關節的骨頭和軟骨還沒有磨損，至於為何在打球後特別疼痛，醫師無法給予正確解答，只能建議膝蓋疼痛不適合做打羽毛球等激烈運動。

以體態平衡來評估，楊先生的足部有天生的高弓足合併外八，足部左高右低不平衡。高弓足和外八會造成膝蓋內翻，讓膝蓋外側的筋膜產生壓力；足部左高右低會讓右邊膝蓋承受更多體重，加速勞損。其影響向上延伸，造成骨盆左高右低，引起腰部疼痛。

楊先生經數月的足部矯正治療，打球後再也沒有膝蓋和腰部疼痛問題，他也非常開心可以自在回到球場上打球。

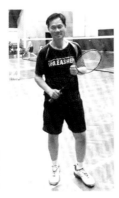

■楊先生接受足部矯正治療數月之後開心重回球場

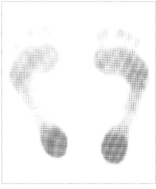

■楊先生的足部拓印呈現：1. 天生的高弓足；2. 合併外八；3. 左高右低體態不平衡

案例 22 — 超過膝蓋嚴重疼痛

62 歲的黃女士膝蓋痛已超過 20 年，疼痛持續惡化，5 年多前已嚴重到走路困難，站立時左邊膝蓋打彎，要彎曲膝蓋時又只能彎曲一半，延伸到腰部也不舒服。不僅白天行動困難，連晚上睡覺都會疼痛。

針對情況相對嚴重的黃女士，醫師使用包括足弓腳正器、脊椎膝蓋的手法調整、彈性繃帶反向包紮、靜態拉筋運動，以及教導正確的走路步態等多種方法，在非常密集地配合與回診約 3 個月後，黃女士的膝蓋疼痛指數減少許多，步行時也能走較長的路。

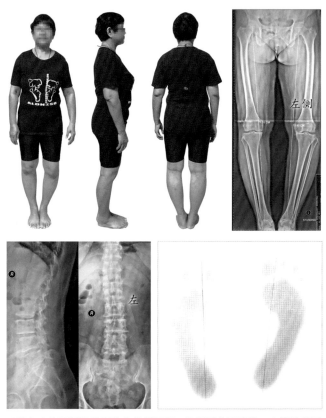

■黃女士的兩側膝蓋關節往外側歪斜，內側關節面磨損。左邊膝蓋因後側肌肉筋繃而打彎，是第四期關節磨損的程度；足部拓印圖呈現高弓外八足型，同時膝蓋周邊肌筋膜過度緊繃，引起嚴重疼痛合併肌肉無力，行動困難

案例 23 — 小腿骨折後雙腿歪斜的體態問題

63 歲的施先生早在 26 歲時因意外而右小腿骨折，當時醫療狀況不理想，只做了石膏固定，所以骨折部位沒有很準確地癒合，使小腿骨彎曲，右邊小腿比左邊短了約 1 寸。他的體態雖然歪斜，不過行動時依然很迅速，直到他 57 歲時某次在樓梯間摔倒，開始有右邊膝蓋關節疼痛的困擾。

在前去筆者診所之前，施先生因為疼痛症狀惡化，已找過幾位醫師治療。據他的 X 光影像檢查發現，右邊膝蓋關節內側的半月板軟骨已經完全磨損，骨科醫師也建議他做人工膝蓋關節置換手術。後來，施先生在友人介紹下就診，經體態檢測、足部拓印評估，以及下肢長腳檢測後，建議他借助足弓腳正器來改善膝蓋歪斜角度、減輕疼痛症狀。

就診起初，施先生做膝蓋關節退化性嚴重指標評估的分數是 13 分（最嚴重分數為 24 分），這是處於非常嚴重影響日常生活行動及睡眠品質的指標；在使用足弓腳正器後 3 個月再做評估，他的疼痛指標已下降為 3 分的輕度嚴重程度。更值得高興的是，他的膝蓋 X 光片影像檢查也在短短 3 個月就有明顯改善。

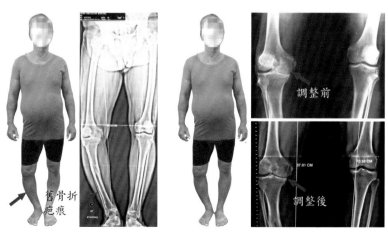

■施先生過去的骨折使小腿脛骨癒合不佳而歪斜，此為治療前後膝蓋關節 X 光檢查的改變。左圖 X 光檢查有小腿脛骨骨折的跡象；右圖 X 光顯示使用足弓腳正器後，膝蓋內側半月板磨損減少

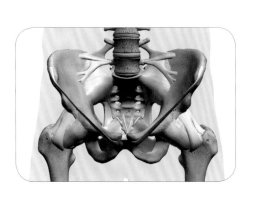

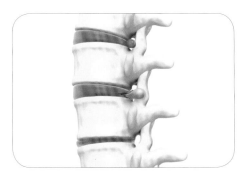

4

骨盆和腰臀疼痛問題

各年齡層腰臀部疼痛的原因不盡相同，肌筋膜發炎常見於各種年齡，主因體態歪斜和姿態不良，其次才是隨年齡增長產生的各種合併症狀，如下背腰臀部肌筋膜發炎、腰椎關節及椎間盤退化發炎，或是骨刺壓迫神經等。

當疼痛發生，必須先排除腰臀部肌筋膜問題，才能在被醫師診斷為需要手術的椎間盤突出或骨刺壓迫神經時，不陷入是否接受手術治療的糾結中。本章一步步為你釐清下背痛、腰臀痛的問題所在，幫助你尋求到適合自己的治療方法。

4
骨盆歪斜如何影響體態和足態

　　下背、腰臀疼痛最常見的原因，來自腰部脊椎兩側的肌筋膜不平衡運用，關鍵在於腰椎隨著骨盆不正而產生左右、前後及旋轉的變化。這些不同平面的變化，都足以讓腰椎前後左右的肌筋膜長期緊繃，進而使血液氧氣循環不佳，造成痠痛麻及轉移疼痛症狀；如果進一步惡化，將會發生持續肌肉痙攣的劇烈疼痛。

　　疼痛發生後，如果能盡快自我察覺，並接受多方面檢查與評估，就能提高獲得適當治療的機會並避免症狀惡化。以下兩名腰痛實際個案的評估與解說，有助於檢視自己是否也有潛在危機？有沒有手術以外的其他解決方案？

案例 24 — 骨盆受傷後腰痛纏身

　　74 歲的溫女士被腰痛問題困擾多年，曾經尋求各種治療方式，也嘗試過身體按摩，卻讓她更加不舒服。就醫檢查後，醫師建議她做腰椎手術，但她因為不想冒險而沒有接受。不料，近一年多來疼痛加劇，更加不耐久站久坐，走路也容易跌倒，讓她的日常生活非常辛苦。

　　在詢問溫女士病史後，發現她曾在三十多歲懷孕 7 個月時，因為使用木製梯子爬高採胡椒，梯子不穩，從高處直接摔落在泥土地上，當時痛得無法移動，意外釀成早產。

　　從 X 光片影像來看，溫女士骨盆極度歪斜合併腰椎側彎，發生原因是她從高處摔下來右邊臀部著地時，對右邊骨盆產生一個衝擊力，讓骨盆瞬間往左邊歪斜；相反地，腰椎因為從高處摔下急速減速的情況，會讓腰椎往右邊側移。

　　以足態來判讀，溫女士的右足從後腳跟、中足骨到蹠骨弓的受力與受力面積，都很明顯地比左足大與寬，可以推測她曾受過外力傷害，且右半邊從足部到

身體嚴重右傾，導致兩足的受力角度不對稱，使骨盆右低左高、腰椎向右側彎，兩側股骨到骨盆的生理角度也形成小大的差異，使膝關節向外偏斜，導致膝蓋關節及腰椎因為肌筋膜拉扯而疼痛，進而影響到神經的傳導，讓腰膝容易無力。可以預測溫女士未來將面對的危機包括：

1. 腰椎脊椎側彎角度過大，使骨刺惡化，引起相關腰椎神經壓迫，進而造成相關的感覺神經疼痛和麻痺、下肢運動神經無力癱瘓。

2. 右膝蓋和髖關節承受過多重力（偏離軀幹重力線），加速幾個關節的退化疼痛問題。

3. 身體偏離軀幹重力線，使腰椎和大腿股骨頭兩個部位容易骨折。尤其溫女士年過七旬，老年骨質疏鬆與異常軀幹不平衡的壓力兩個因素相加，使她可能只是輕微轉動身體，就足以造成骨折；這也是臨床上常見沒有跌倒卻發生骨折的原因。如果改善體態偏離軀幹重力線的角度，減少過多的重力承擔，可以減緩骨質疏鬆壓迫性骨折的發生率。

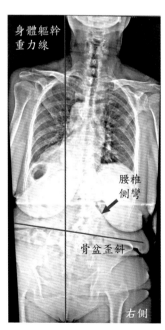

■溫女士的X光片影像呈現極度的骨盆歪斜合併腰椎側彎

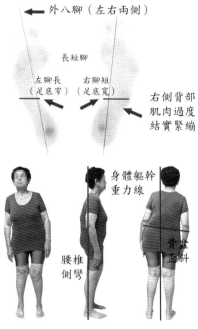

■上圖：溫女士因為骨盆歪斜使重心落在右腳，足態呈現右邊寬大的足型／下圖：體態向右歪斜，是因為骨盆左高右低所致

案例 25 — 嚴重腰痛該不該動手術？

22 歲的年輕男子在中學時期就開始腰部和頸部痠痛，直到近一年多情況更為惡化，尤其每當早上起床，必須在床上慢慢移動身體、放鬆後才能起得了身。因為難以忍受愈發嚴重的疼痛，男子赴骨科做 MRI 核磁共振成像檢查，醫師建議他做微創手術，治療第五腰椎和第一薦椎椎間盤的輕微脫出壓迫。

男子的父母很擔心，不確定是否該讓兒子做腰椎手術。經由朋友介紹到筆者診所做體態評估，檢查後發現他的體態往左邊歪斜（左右不平衡），伴隨骨盆前傾（前後不平衡）；體態評估呈現明顯的胸椎駝背引起頸椎受力過度，才造成頸部痠痛；在足態評估上，腳跟部位也有腰椎受力的徵兆。

經過與男子及他的父母討論後，建議先嘗試使用脊椎調整技術（AMCT手法），在經過約 5 次調整後，男子的症狀明顯減輕，頸部疼痛改善，早晨起床的腰部痠痛也改善許多。後續他接受建議使用足弓腳正器，配合走路改善步態，身體的疼痛症狀都獲得良好改善。

值得注意的是，男子體態的前後傾斜（骨盆前傾及代償性胸椎駝背）調整得較快，症狀也改善得快；而左右傾斜（往左邊傾斜）角度還需要更長的時間來調整。男子在體態調整之後，骨盆腰椎及胸椎頸椎的歪斜角度有所修正，這些部位的肌筋膜也因為放鬆而得到改善。

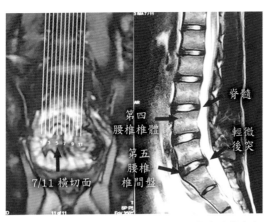

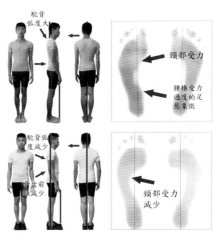

■左圖：7/11 代表在右圖的第七個縱切面觀察脊椎和脊髓的狀態／右圖：男子的腰椎椎體之間椎間盤都呈現白色，含有水分；第五腰椎椎間盤輕微突出，但不至於產生神經壓迫症狀

■ 22 歲男子治療前（上圖）和後（下圖）的變化，其體態和足態的改變同時也反映在症狀的改善

骨盆、腰臀的結構與影像

　　骨盆結構可說是人體的樞紐，它往下衛接下肢，由兩側下肢來維持骨盆的穩定平衡；往上則承接脊椎，是維持脊椎左右平衡和前後穩定的地基；因此，看待骨盆問題要由多面相來觀察它。

　　骨盆結構的穩定狀態建立在骨盆兩側的 3 個面向：冠狀面、水平面及矢狀面的平衡。現代人常見足部與足踝關節結構異常，造成足底左右高低不均等；往上延伸，讓足踝關節、膝蓋關節及髖關節這 3 個重要的活動關節無法維持兩側平衡穩定。

　　全身任何一個關節的角度有偏差，都會總結在骨盆的不平衡上，造成骨盆左右高低不平、前後傾及骨盆旋轉；正因如此，骨盆及腰椎關節位置歪斜引起的諸多症狀，經常在臨床檢查上找不到真正的問題點，治療上顯得非常棘手。

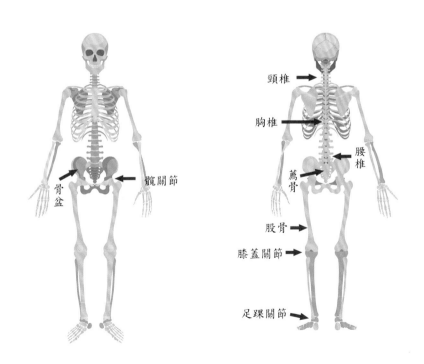

頸椎
胸椎
腰椎
薦骨
股骨
膝蓋關節
足踝關節
髖關節
骨盆

■ 從人體骨架圖可見，骨盆位於軀幹中間與下肢和軀幹脊椎相對的位置

骨盆的結構

　　骨盆是由左右兩側髖骨（包含髂骨 Ilium Bone、坐骨 Ischial Bone 與恥骨 Pubic Bone 共 3 塊骨頭組合而成）加上後側連接薦椎、尾椎的椎體所組成的圓盆狀結構。同時骨盆是人體內許多動靜脈血管、神經叢和淋巴管循環的交界處，都由這裡向下肢肢體延伸出分支。

• 骨盆的 4 個關節面：

1. 髂骨和薦骨相連的髂薦關節
2. 骨盆的薦椎和腰椎相連接的腰薦關節
3. 恥骨兩側相連的恥骨聯合
4. 髂骨與股骨頭連接的髖關節

骨盆的結構與相連關節

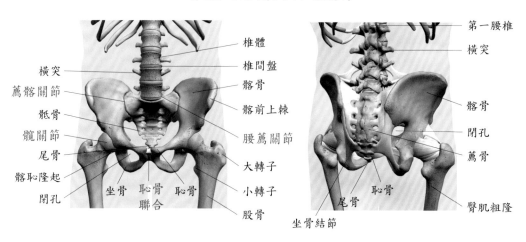

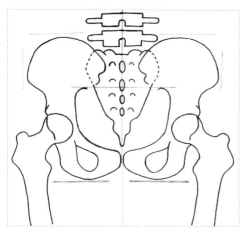

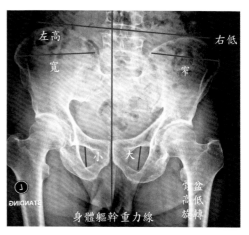

■骨盆的 X 光判讀。左右兩側髂骨、坐骨、關節等寬度一致，連線水平相等。如果把骨盆從中心分成兩半，兩邊的結構應完全相吻合

■長期腰臀痛個案的骨盆嚴重歪斜問題包括 1. 骨盆左高右低；2. 髂骨左寬右窄使骨盆旋轉（臀部呈現右前左後）；3. 閉孔（又稱骨盤孔 Obturator Foraman）右大左小；4. 腰椎偏離軀幹重力線

• **男女性骨盆的差異：**一般男性的骨盆較大且較強壯，可承受更多的重量，恥骨聯合弓小於 90 度角。女性的骨盆則較淺較廣且柔軟，以便在懷孕後期可以打開，恥骨聯合弓大於 90 度角。要特別注意的是，如果女性生產後沒有妥善回復骨盆位置，會造成臀部變形及下腹腔的臟器不正常，而產生許多症狀；因此女性更應該關注骨盆的平衡位置，以預防後續問題。

男性骨盆　　　　　　女性骨盆

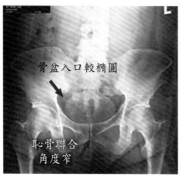

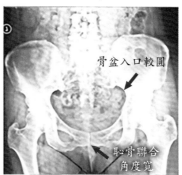

腰椎及椎間盤的結構

　　腰椎共有 5 個椎體，從第一腰椎到第五腰椎，並承接骨盆的薦椎。腰椎需要支撐上身的重量和穩定度，所以它的結構相對胸椎及頸椎更大和結實；而骨盆的前後位置與穩定，決定了腰椎的位置，所以許多腰椎的問題來源可藉由調整骨盆獲得改善。

　　進一步解釋，腰椎後側從骨盆的薦椎往上方，呈現一個正常的小弧度，當發生病態的過度前傾，就會形成一個大弧度，延伸到胸椎形成駝背。一般的腰頸部疼痛患者，可透過調整足態改善骨盆位置，進而讓腰椎和胸頸部位的肌筋膜疼痛、退化性的脊椎骨刺都能夠得到改善。

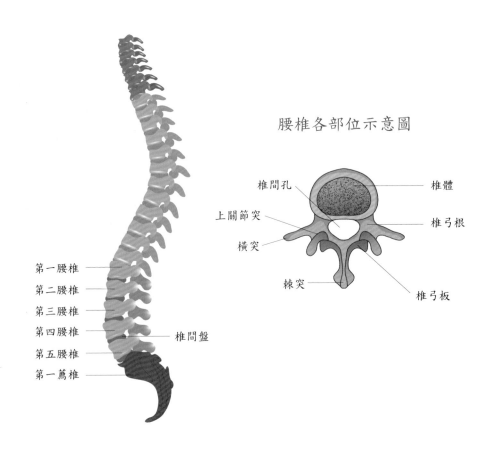

腰椎各部位示意圖

第一腰椎
第二腰椎
第三腰椎
第四腰椎
第五腰椎
第一薦椎
椎間盤

椎間孔
上關節突
橫突
棘突
椎體
椎弓根
椎弓板

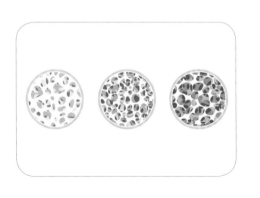

頸部緊繃致失眠

　　失眠和頸部緊繃痠痛在各年齡層身上都會發生，其中不少個案需要長期依賴安眠藥來幫助睡眠。建議如果有失眠問題，可先做自我體態檢查，因為體態不正造成頸椎和腰椎位置不正常，會影響脊椎旁的肌肉長期緊繃無法放鬆，當肌肉無法放鬆，也間接使人難以入眠。

　　睡眠問題包括入睡前在床上輾轉難眠、入睡後淺眠，或者就算睡了 6-7 個小時，醒來後卻很疲累，主因無法有深層睡眠的品質，副交感神經沒有得到很好的恢復，久而久之造成長期失眠和焦慮。

　　針對這類個案，先調整頸部和腰部脊椎，讓緊繃痠痛的肌肉放鬆，睡眠品質也跟著改善，可讓許多患者免於陷入長期服用安眠藥的困境中。

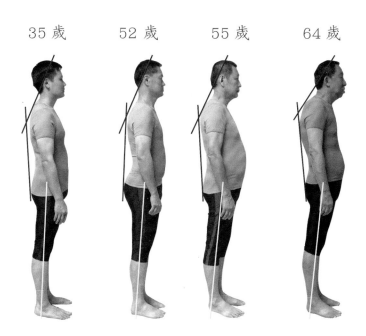

| 35 歲 | 52 歲 | 55 歲 | 64 歲 |

■不同年齡層的個案同樣面臨慢性頸部疼痛和失眠症狀。體態檢查上，他們都有頸部前傾問題，當弧度越大，頸椎旁的肌肉就要長時間支撐頭部的重量而疲累不堪。圖中黃線代表骨盆至腳踝的直線，當直線往前斜角度越大，代表骨盆前傾越嚴重，而頸部前傾和骨盆前傾有直接關聯

頭頸肩痛的診斷與治療

　　頭痛對一個人的生活品質影響有多大呢？頭痛的嚴重度和生活品質息息相關，因為好發期在 15 至 55 歲之間，長期受頭痛所苦，不僅干擾日常生活也讓情緒低落，甚至讓一些患者喪失他們原有的工作能力。然而，許多患者直到惡化嚴重，仍沒有找出頭痛的根源。

為什麼慢性頭痛好不了？

　　引起頭痛的原因很多，目前的醫療較著重於解釋造成頭痛的各種理論和治療方式。臨床上會借用各種儀器檢查患者腦部，如核磁共振成像和電腦斷層攝影，接著醫師會因應各種符合頭痛的診斷開立劑量不同的藥物，部分患者服用後有程度不一的改善，卻無法一勞永逸地解決問題癥結點。

　　其實現代醫療在治療慢性頭痛仍存在很大的局限，目前的治療與控制頭痛方式，多數是長期服用止痛藥、血清抑制藥物，甚或使用憂鬱症藥物來減低疼痛閾值。但是，如果從體態歪斜引起肌筋膜疼痛的方向切入，去研究個案的疼痛症狀，經常可以找到蛛絲馬跡，並由此做體態上的調整，也讓許多個案在改善頭痛同時，把身體不同部位疼痛症狀或內科的不適一併改善。這樣的方式不只讓個案生活品質改善，也在合理的開銷內治癒，並避免後續症狀干擾，甚至可在未來避免一些不必要的手術治療。

案例 35 — 調整體態足態，頭痛胃病迎刃而解

　　55 歲的楊女士是一名事業有成的女性，十多年來困擾於長期的慢性嚴重頭痛、胃病伴隨胃酸逆流與胃脹氣。在就診的一年多前，她開始有兩側足底筋膜炎的問題，每天早晨起床雙腳腳底都疼痛到走路困難，甚至需要用墊腳倒退的方式下樓梯。她看過不少醫師且試過許多藥物，都無法改善頭痛、胃病和腳底痛問題，只能在家裡和公司到處放風油精（類似綠油精的成藥）、止痛藥和胃藥，隨時隨地塗抹緩解疼痛。

　　經體態檢查，醫師向楊女士說明問題的根源是來自兩側足底高低不平衡，延伸到腰部及頭頸部而引起。她抱著半信半疑的心嘗試足弓腳正器，起初兩週有認真穿著，在醫師的追蹤與勸導下，她開始每天固定穿足弓腳正器走路。結果睡眠、頭痛、胃酸逆流和足底筋膜炎都在一個多星期後就有顯著改善，讓她又驚又喜，更願意花多些時間穿著走路；而她也在短短一個多月後，解決了困擾她十多年的慢性頭痛、胃病，以及持續一年多的足底筋膜炎症狀。

胸椎駝背與骨盆前傾

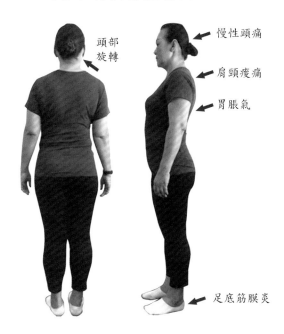

頭部旋轉

慢性頭痛

肩頸痠痛

胃脹氣

足底筋膜炎

慢性頭痛的診斷

1. **理學檢查及症狀：**除了依據個案主訴，也檢查是否與其他 12 對腦神經的症狀（視覺、嗅覺、聽覺、臉部運動與感覺神經異常等）有關。
2. **驗血檢查：**排除一些年輕人常見的自體免疫疾病（紅斑性狼瘡 SLE）、腦部感染等。
3. **腦部掃描：**主要以核磁共振成像（MRI）和電腦斷層掃描（CT Scan）為主，檢查腦部組織是否異常，如腦部腫瘤、腦血管異常、腦部感染及腦部神經退化等跡象。

經歷過慢性頭痛的患者，免不了尋求多種醫療資源來協助。醫師的診斷和治療有一定的思考流程，在診斷上，患者的頭痛嚴重程度及伴隨部位、症狀和發作時間等，都會納入診斷考量；在治療上，如果沒有特別嚴重的問題，剛開始多數給予止痛藥物治療，包括漸進性地給予不同強度的止痛藥，如果依然無法解決頭痛，可藉由 MRI 或 CT 檢查來排除腦部腫瘤或腦血管問題。

針對一些沒有特異性但是頭痛嚴重的患者，腦科醫師會考慮給予憂鬱症藥物，理論上可減輕患者對於疼痛的敏感度（提升疼痛的閾值）；至於一部分有情緒障礙的患者（頭痛和情緒間有前後順序相關性），也會轉介給精神科醫師治療。

大部分的慢性頭痛在排除嚴重問題或併發症的可能性後，醫師會比較放心地持續給予疼痛的治療。然而，對於忍受慢性頭痛折磨的患者，期待的是真正解決頭痛的問題根源，否則許多受醫療診斷治療後無法解決、甚至無法緩解疼痛的患者，就只能忍受很差的生活品質，也經常落於擔心焦慮的情緒。

臨床上常見許多頭痛患者習慣在網絡上搜尋和自己相關的慢性頭痛名稱和原因，但其實無法真正分辨問題所在。即使是醫師，也常見給予患者一個診斷的名稱，卻無法根治慢性頭痛，甚至大部分患者仍持續承受著頭痛的折磨。其實，在臨床上無法順利解決卻長期不被關注的疼痛根源，有兩個可能原因，一是駝背引起的慢性肌筋膜疼痛，二是慢性食物敏感引起的頭痛。

案例 36 — 肌肉過度緊繃導致慢性頭痛

慢性頭痛經常是肌肉緊繃收縮造成，主因在於患者的體態不正，包括駝背讓斜方肌過度緊繃、頭部歪斜、左右兩側肩頸頭部肌肉無法平衡應用。

一名 48 歲女警官在懷胎生第一個女兒之後就開始二十多年的嚴重慢性頭痛，頭痛部位常發生在頭部左側，她接受過多次頭部掃描檢查卻沒有找到問題根源，只能長期服用止痛藥及按摩來緩解。她每天固定早晨睡醒就開始頭部不適，到了中午過後頭痛變得比較嚴重，傍晚時分則幾乎會因為疼痛無法集中精神工作。

女警官的先生曾諮詢過脊椎調整（AMCT Chiropractic）的概念，遂鼓勵太太就診嘗試。接受整脊治療後，女警官改善非常迅速，在第二次治療後就明顯感受頭部疼痛減輕，連續 7 次治療之後，頭痛和睡眠一併改善。

要提醒的是，這類個案雖然暫時獲得症狀上的改善，仍建議及早接受體態調整，否則預期在不久的未來，頭痛問題仍會復發。

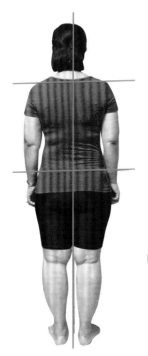

■在體態檢查分析上，女警官的身體往左側傾斜，造成她的左肩膀較低，頭部為了平衡而往右邊傾斜（雖然頭部依然偏向左）；骨盆也有右高左低問題，使左側腰臀部痠痛不適

案例 37 — 慢性食物敏感引起慢性頭痛

一名 55 歲的家庭主婦，過去十多年承受嚴重頭痛，因為始終沒有改善，一直擔心自己是腦部長腫瘤，幾乎每一年都要做 MRI 核磁共振檢查；每次檢查沒有腫瘤後，就安心地繼續服用藥物來減輕疼痛。

在建議女士做慢性食物敏感原檢測後，發現她對乳酪敏感。檢測結果讓她大吃一驚，因為她幾乎每天都吃自認為健康的食物，原來是造成敏感和頭痛的來源。在阻斷食用乳酪後，搭配抗敏感發炎的維他命 C、改善腦部發炎的優質油脂 Omega3，女士的頭痛也獲得改善。

前述是由不同角度觀察頭痛無法改善的原因，以及可能調整或修復的治療方式。應注意的是，慢性食物敏感引起的腦部問題，也有可能引發慢性癲癇、妥瑞氏症及慢性頭痛等，不得不慎。

偏頭痛的迷思

偏頭痛（Migraine）的名稱常讓人誤以為單邊頭痛就是偏頭痛，因此診間常見患者主動告訴醫師自己有「多年偏頭痛」。不過，這些人並沒有經過確診，不知道偏頭痛本身具有其特殊的症狀和誘發原因。

大部分的偏頭痛患者在頭痛發作前有「先兆」，常見如視覺障礙、幻覺。當先兆過了 10-20 分鐘後，頭痛開始發作，在第一個小時內最為疼痛，這種頭痛感覺非常劇烈，但每次發作都不是同一邊，也有可能同時兩側一起發生。頭痛可維持 4 小時或以上，之後轉為悶痛 1-2 天。

除此之外，有某些飲食容易引發偏頭痛發作，包括酒精、巧克力、乳酪、檸檬、味精、香蕉、含咖啡因飲品、發酵或醃製食品等（可能是慢性食物敏感引起的頭痛）。然而偏頭痛沒有根治方法，藥物治療則分為預防性與去痛性的治療，可在先兆發生時用藥減輕發作的痛苦與頻率，也可服用有預防作用的藥物抑制病發。要注意的是，某些藥物會使血管收縮，服用之前應詢問醫囑。

常見卻不被重視的肩頸痛原因

　　駝背是最常見引起頭痛和肩頸痠痛的原因之一，然而這個問題在醫界並沒有被關注和重視。駝背形成後會引起慢性肩頸肌肉緊繃，症狀包括年輕時期的緊繃痠痛，個案不時會不自覺地轉動頸部來減輕痠痛；隨著年齡增長，疼痛的嚴重度逐漸加重成為無法忍受的痠痛。

　　引起疼痛的原因雖然明顯，卻處於被醫界忽略的狀況。主因西醫體系的醫療分科繁細，腦神經科醫師關注於腦內的腦神經和血管組織，較不會觸碰到肌筋膜可能引起嚴重的頭痛；骨科醫師較關注骨頭和關節的退化和骨刺，如果沒有退化嚴重致神經壓迫，不需要手術的症狀都偏向給予止痛藥物。反而在脊骨神經學（註11）上，透過手法，可以加速減緩患者的疼痛不適。可見體態歪斜引起的脊椎與肌筋膜問題，是可以被調整修復的。

　　「上交叉症候群」可說是駝背引起肩頸痠痛的常見問題（詳見 P.155）。在嚴重駝背個案身上，因為前後肌肉不協調使之過度緊繃，導致痙攣症狀，使肌筋膜缺氧引發疼痛（此機轉相當類似急性心臟冠狀動脈血管阻塞引起的心肌梗塞，造成心臟肌肉缺血及缺氧而引起的急性心臟肌肉疼痛）。相對於心臟肌肉（心肌）的缺氧敏感度，一般肌肉都屬於骨骼肌，骨骼肌比較可以長期忍耐緊繃缺氧，但是過度緊繃就會造成漸進性肩頸部疼痛和頭痛。

上交叉症候群

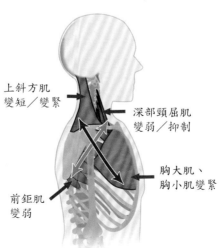

上斜方肌
變短／變緊

深部頸屈肌
變弱／抑制

胸大肌、
胸小肌變緊

前鉅肌
變弱

案例 38 ── 長期駝背沒感覺，提重物爆發嚴重痠痛

　　一名 76 歲老先生駝背越來越嚴重，過去幾年更被家人發現身高縮水，他因為沒有感到身體不適所以不予理會。某次他拖著行李趕飛機，持續扛重物，在旅途上開始出現肩頸疼痛，痛感迅速爆發到讓他無法忍受，於是他在回國後立即接受脊椎調整。

　　老先生的 X 光片呈現嚴重駝背使頸椎前屈過大，造成上頸部和下頸部的肌肉系統完全失調、頸椎骨骼退化關節炎。利用足弓腳正器調整之後，他的駝背角度減少、緊繃的肌肉獲得緩解，疼痛減輕了，生活品質也更加改善。

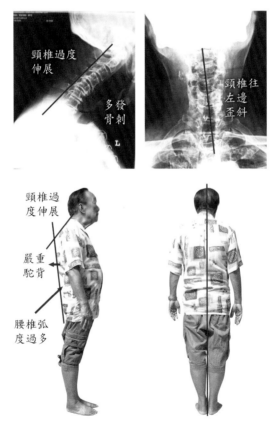

■老先生嚴重駝背造成頭部過度前傾、頸椎前屈

案例 39 ── 睡覺時痛到像被八抓魚抓緊脖子

48 歲的李女士是一名家庭主婦，頸部痠痛問題多年來影響她的睡眠，同時有嚴重的胃酸逆流及腰部痠痛。她主訴晚上睡覺就像八爪魚抓緊脖子般，無法入睡。除了吃許多胃藥和止痛藥，也做過脊椎調整，然而都只減緩不適幾週後症狀又再犯。

在做過多次脊椎調整之後，醫師也鼓勵李女士嘗試使用足弓腳正器治療，結果短短一個多月就開始有改善。之前她做打掃家務時腰部都會痠痛不適，做到一半就必需放下手邊工作，坐下來休息；而調整之後幾乎不會遇到半途疼痛的問題。另外她原有嚴重的胃酸逆流，使生活品質降低許多，平常無法不隨身攜帶強效胃藥；調整體態後，幾乎完全不用再吃胃藥了！

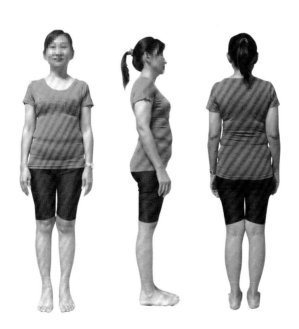

■李女士體態右側彎曲弧度較大，且有骨盆前傾及胸椎駝背狀況，才會形成長期肩頸疼痛及胃酸逆流

案例 40 ── 胃酸逆流輾轉難眠

　　38 歲的男子因為嚴重的胃酸逆流問題，讓他晚上睡眠品質很差，總是輾轉難眠。多年前他使用脊椎矯正手法治療胸椎不正，胃酸逆流的情況得到改善且保持良好，然而近期因為頸部痠痛，輾轉難眠的夢魘又再度發生。

　　就診接受體態和足態檢查後，結果顯示他的兩側足部不平衡，往上延伸引起骨盆及胸頸部異常，形成肌筋膜炎緊繃疼痛。男子依建議使用足弓腳正器調整步態，一個多月後，駝背和右側歪斜角度改善，同時胃酸逆流及頸部痠痛症狀也減輕不少。

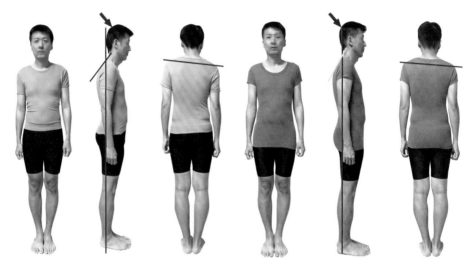

■左圖：男子在調整前的體態，呈現左高右低且胸椎大角度駝背／右圖：使用足弓腳正器後，體態的駝背及右邊歪斜角度改善

案例 41 — 肩頸痛加上胃酸逆流

　　35 歲的蔡先生是一名自僱的網絡行銷工作者，他長期有頸部及頭部疼痛困擾，除了晚上常失眠，更有胸口悶、呼吸困難、腸躁症、焦慮症及恐慌症等多項精神情緒問題。因為不明白為何有這些症狀，只好遵循醫囑服用憂鬱症及恐慌症的精神科藥物長達三年多。

　　轉診後，醫師給予蔡先生使用 AMCT 活化器脊椎調整失眠、頭痛和胃酸逆流症狀。經過約 6 次調整，蔡先生的胃酸逆流症狀改善許多，頭頸部頭痛減輕，同時得到較好的睡眠，焦慮症狀更隨之減緩；約兩週之後，他已不用再靠憂鬱症藥物緩解情緒問題了。後來蔡先生做體態和足態檢查評估，並接受建議使用足弓腳正器，每一天慢步行走 1 小時，經過兩個多月時間，症狀持續獲得更好的改善。

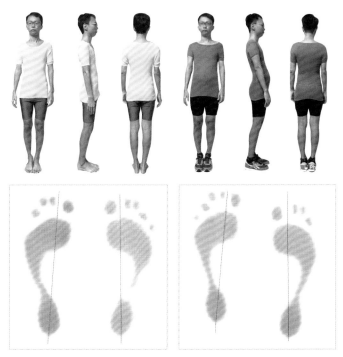

■左圖：蔡先生的體態呈現骨盆前傾和旋轉，右邊骨盆在後，身體左邊高傾斜向右邊；足態則為高弓足／右圖：調整體態 3 個月後，雖然外觀沒有太大改變，但許多症狀改善、體重增加，都是脊椎神經系統改善及肌筋膜放鬆後的良好反應

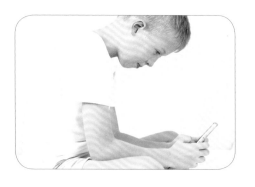

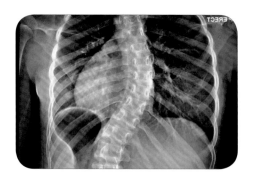

6

脊椎側彎合併駝背的健康失衡

家長有能力找出問題的源頭，才能趁孩子的成長期，在對的時機點處理脊椎側彎問題。脊椎側彎如果早期發現、早期調整效果較佳，也能避免落入手術治療。本章特別統整過去多年，在臨床上治療及觀察的生長發育期脊椎側彎個案，以不同於現行醫療認定的視角解說其發生機制，希望能幫助徬徨無助的家長；同時拋磚引玉，呼籲醫界能重視脊椎側彎問題發生的機轉，提前關注可能導致脊椎側彎的因子，才能提早做好預防性矯正。

6

調整脊椎側彎的最佳時機

脊椎側彎各時期嚴重度

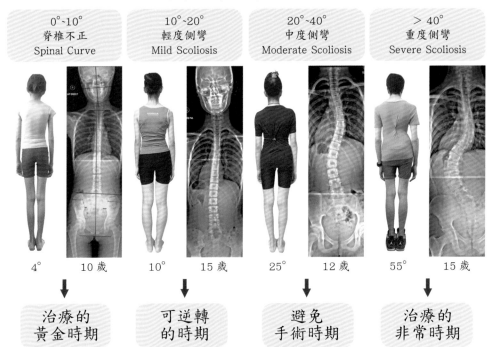

| 0°~10° 脊椎不正 Spinal Curve | 10°~20° 輕度側彎 Mild Scoliosis | 20°~40° 中度側彎 Moderate Scoliosis | > 40° 重度側彎 Severe Scoliosis |

4°　　10 歲　　10°　　15 歲　　25°　　12 歲　　55°　　15 歲

治療的
黃金時期　　可逆轉
的時期　　避免
手術時期　　治療的
非常時期

　　跟多數疾患一樣，脊椎側彎的治療真諦是「預防勝於治療」，如此可避免許多家長在面對孩子脊椎側彎嚴重時，不知道該如何決定是否要動手術？或者不確定有沒有其他治療選擇而陷入擔心焦慮、手足無措。

　　在預防觀念上，家長必須先了解如何提早發現脊椎側彎的前兆，發現孩子已有前兆，就應儘早做脊椎矯正。唯有隨時把「哪些孩子會有脊椎側彎的可能性」、「脊椎側彎有什麼預兆可以預防？」放在腦中思考，才能在脊椎側彎發生時，清楚該如何預防可能讓問題持續惡化的因子，否則等到脊椎側彎嚴重惡化才做脊椎矯正，效果是不理想的。

　　脊椎調整的關鍵時機落在側彎 20 度之內，同時是孩子還沒進入青春期之前（女孩約 10 歲，男孩約 12 歲），這時如果已發生骨盆左右高低歪斜，就應該開始做調整治療。

我的孩子脊椎有歪斜嗎？讓體態和足態說話

　　一般家長對於孩子由體態歪斜進展為脊椎側彎，並持續惡化嚴重到需要手術的過程，認知、態度和行動上大致可以分為幾個類型：

1. 不知不覺，沒有關注到孩子體態的變化，直到發現嚴重才開始緊張驚慌。
2. 有知覺孩子體態歪斜，卻沒有意識到會持續惡化，因此沒有採取行動。
3. 有知覺孩子身體歪斜，也提早採取行動，讓孩子有機會改善體態及避免後續惡化。

　　三類家長的認知態度和行動，直接影響著孩子脊椎側彎的發展，以及未來孩子的全身健康，因此身為家長應該在平時就培養觀察與找出脊椎問題的敏銳度。

案例 42 — 感冒意外發現體態歪斜，調整 9 個月長高 8 公分

　　小佩是一名 8 歲女童，在一次傷風感冒看診時，意外被發現她的體態歪斜嚴重。由於小佩的媽媽不明白該怎麼從外觀觀察是否歪斜，所以醫師為小佩做了體態檢測，讓小佩媽媽親眼目睹小佩肩膀左高右低的歪斜體態。

　　同時，小佩媽媽終於了解孩子長不高、胃口總是不好，原來和脊椎歪斜有關，並了解到矯正兩側足部的高低不平衡，可以讓骨盆與腰椎回正，進而改善兩側肩膀歪斜，於是決定讓小佩嘗試使用足弓腳正器。

　　小佩媽媽很配合地陪伴小佩每天穿著足弓腳正器慢走 1 小時，儘管會遇到孩子鬧彆扭不配合的情況，做母親的還是用心鼓勵孩子，並按時帶小佩回診檢查適應度與不適情形。在使用 4 個月後重新檢查小佩的體態變化，小佩媽媽表示，除了實際生活中觀察到孩子的胃口改善，同時也看到體態照片的歪斜明顯調整。9 個月後，小佩的身高足足增加了 8 公分，體態調整和她的足態也有相當一致的改善，讓小佩媽媽更有信心持續鼓勵和陪伴孩子。

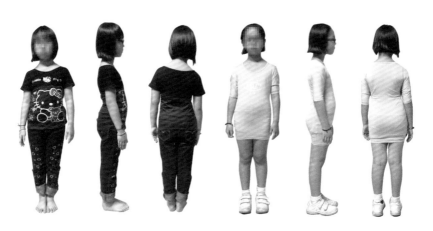

■小佩的體態由上圖原本肩膀和腰部傾斜向右的體態，在調整後，下圖體態修正
　且身高快速增加

案例 43 ─ 扁平足每運動必痛，調整到足弓形成

　　Owen 就診時 13 歲，根據 Owen 媽媽的敘述，他在 5 歲時就已經出現走路困難情形，走沒多遠兩側足踝和膝蓋就會開始疼痛，當時醫師檢查沒有特別的發現，做膝蓋和足部 X 光檢查也沒有異常，醫師推測是扁平足造成走路疼痛。於是父母幫 Owen 特置鞋子讓他穿，確實對走路的穩定性有幫助。然而在他的成長過程中，經常在運動時容易跌倒受傷，運動後足部和膝蓋都會發生疼痛，使 Owen 媽媽常常不允許他參加運動以避免受傷。

　　Owen 就診做體態和足態檢查，醫師發現他確實有遺傳性扁平足，再加上兩側足底左右高低不平衡，影響到他的體態歪斜且無法長高。以一般醫療上的認定，先天性扁平足是無法改變的。在與 Owen 媽媽溝通後，媽媽了解孩子的先天性扁平足有機會調整，於是決定嘗試使用客製訂做的足弓腳正器。

　　因為 Owen 很希望能參加各種運動活動，所以積極地配合穿著足弓腳正器走路，做足態和步態的調整。在穿著三個多月後，重新做體態檢查和評估時，他的體態有顯著改善；9 個月後，他的足態顯示扁平足已經有足弓形成，除了影響體態轉為挺直，身高也在短短的時間內增高 14 公分。

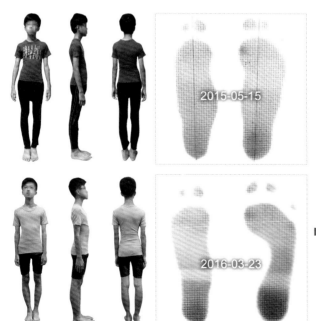

2015-05-15

2016-03-23

■ Owen 的體態和足態變化。上圖是調整前，足態呈現扁平足，左足壓力較多較扁平，因此體態歪斜向左；下圖是穿足弓腳正器約 9 個月後，足弓提升、體態歪斜情況改善

案例 44 —— 扁平足鴨子走路，調整後不再彎腰駝背

18歲的 Ivan 在中學時期已經發現有扁平足問題，父母也有注意到他走路的形態很怪異，有如「鴨子走路」一般。經體態和足態檢查，明顯呈現身體往右傾斜、足弓塌陷。在穿著足弓腳正器慢走調整的過程中，由於他在國外讀書，每天都需要走一段路上課，所以在短短1年間就看到足態和體態有顯著改善，扁平足的足弓改善許多、膝蓋往內的角度也挺直回來，隨之影響上半身，讓他原本彎腰駝背的體態轉為抬頭挺胸。這樣的轉變，也可避免 Ivan 未來發生腰痠背痛、脊椎關節磨損形成骨刺。

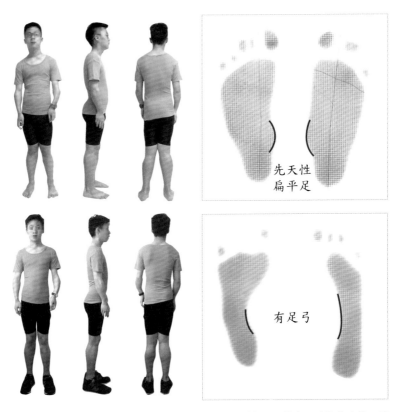

先天性
扁平足

有足弓

■上圖 Ivan 的體態和足態都不好，在矯正足弓後，體態和足態有一致性的改變，體
　態主要是骨盆前傾及駝背改善

案例 45 ─ 脖子痠痛長不高，調整後駝背平底足明顯改善

　　13 歲男孩有頸部痠痛與長不高的困擾，經體態和足態檢查，兩者都呈現骨盆和足底偏斜向左邊，使上半身隨著骨盆往左傾斜，且有嚴重的骨盆前傾合併駝背肩胛骨後突（骨盆同時往前並往左傾斜）；同時胸椎和肩膀代償性歪斜向右，形成肩胛骨左高右低的體態。男孩使用足弓腳正器調整一段時間後，體態左傾和骨盆前傾的角度明顯修正，而後天平底足的足弓也明顯改善。

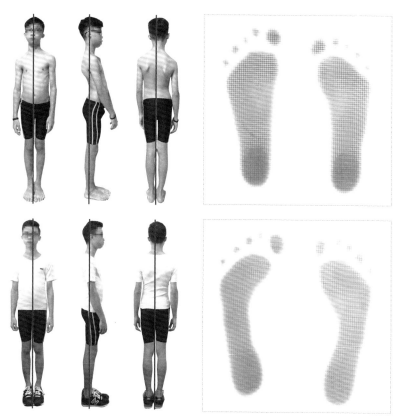

■上圖呈現男孩的骨盆和足底偏斜向左邊；下圖是穿足弓腳正器調整一段時間後，體態左傾和骨盆前傾的角度明顯修正，後天平底足的足弓隨之改善

前述案例所幸擁有第三類型的父母，提早知覺孩子身體歪斜並採取行動，在父母的持續陪伴和鼓勵下，使用足弓腳正器一段時間，即可見足態、體態的改變和修正。當然，父母親不能以為只要買一對足弓腳正器，孩子就可以自己配合穿著走路 1 小時，因為孩子經常是無法單獨配合和完成的。這也意味著體態歪斜和脊椎側彎的治療，除了從父母雙方的認知和態度開始，更必須付諸陪伴與努力的行動，才能搶救孩子未來的健康。

脊椎側彎的早期自我檢查

在家中使用簡單工具，就能幫孩子或自己檢查脊椎側彎問題！家長可以透過拍照檢查體態之後，再使用投影片測量軀幹的正中線是否和身體有過大的偏差。如果想為自己的體態做檢查，由此找出身體疼痛不舒服的根源，這是個適合各種年齡層且相當簡易的初步方法。

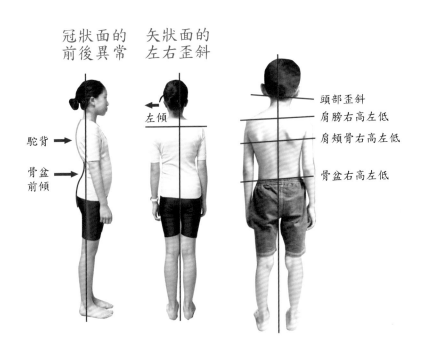

冠狀面的
前後異常

矢狀面的
左右歪斜

左傾

駝背

骨盆
前傾

頭部歪斜
肩膀右高左低
肩胛骨右高左低
骨盆右高左低

脊椎側彎的結構與影像

　　脊椎側彎就是脊椎有一定程度的歪斜，一般合併有不同程度的胸椎駝背和骨盆旋轉現象，外觀上可見斜側彎，以及不同角度的 C 型和 S 型側彎。可惜的是，目前主流醫學均認為，約有 90％患者原因不明，只能落得持續惡化後做手術治療的結果。

什麼是脊椎側彎合併駝背？

　　脊椎側彎是 3 個面相（矢狀面、額狀面、水平面）都失衡的現象，它們包括脊椎左右歪斜、前後的肩胛骨駝背，以及脊椎旋轉的角度。脊椎側彎的診斷，依據脊椎側向偏離骨盆正中線時所產生的脊椎歪斜角度而定，可以有單純的斜側彎，或不同角度的 C 型、S 型側彎。

　　脊椎側彎的孩子被家長無意間發現而就醫時，大部分已經有 20 度以上的歪斜。家長發現的關鍵點包括上背肩胛骨突出、左右高低不平衡，或發現脊椎隨著身體有明顯的歪斜。

　　由於在醫學上認定原因不明，所以在醫療流程上，骨科醫師會建議這些個案的父母最好採取每半年追蹤檢查，並且事先提出警告：如果側彎角度達到 40 度，就要準備在持續惡化時做脊椎矯正手術。此時，西醫手術矯正脊椎側彎的治療目的，是預防脊椎側彎角度超過 50 度可能引起的急性脊椎神經壓迫，造成下肢癱瘓等風險。

在診斷上，脊椎側彎依據脊椎 X 光片檢查，而放射科醫師測量脊椎歪斜角度的方法，即測量 Cobb Angle。Cobb Angle 測量方法是在腰椎或胸椎部位，從上方和下方兩個歪斜角度最大的椎體畫出垂直線，兩條與椎體垂直的線交叉出的角度，即為 Cobb Angle 的度數。

Cobb Angle	定義	建議
0-10°	脊椎不正 Spinal Curve	追蹤
10°-20°	輕度側彎 Mild Scoliosis	追蹤、復健
20°-40°	中度側彎 Moderate Scoliosis	追蹤、復健、穿背架
> 40°	重度側彎 Severe Scoliosis	開刀治療

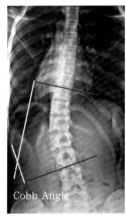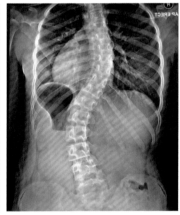

■醫師評估脊椎側彎嚴重程度都會做脊椎 X 光片檢查，再計算側彎角度（Cobb Angle）。左圖是腰椎的 C 型側彎；右圖是同時有胸椎和腰椎側彎的 S 型側彎

正確觀察脊椎側彎原因的 X 光片

想真正了解脊椎側彎的前因後果，就須以「體態平衡」觀念來解讀脊椎側彎形成的機轉。在評估一名脊椎側彎患者時，必須做全脊椎及骨盆部位 X 光片的站立照，在放射科是使用足夠高度的 X 光片盒子，才能拍到全部脊椎與骨盆部位。醫師在填寫放射檢查的申請單時，須清楚註明要求檢查的部位，如 Full Spine 或是 Kyphoscoliosis Study including Pelvic, Standing（意即全脊椎包含骨盆 X 光片的站立照）。

　　站立照目的是讓身體在站立時有地心引力，才能真實呈現個案的狀態；包含骨盆部位是為了能夠了解骨盆旋轉的角度，這個旋轉會延伸到胸椎，影響同側肩胛骨的後突駝背，以及相反側的胸椎與肋骨壓縮。從骨盆與腰椎的相對關係，也可以觀察到個案是單純的脊椎側彎，或是跌倒受傷等外力衝擊脊椎而引起腰椎扭轉角度等因素。再延伸到頸部，可以觀察是否有代償性的頸椎和頭部歪斜。

　　以下圖年輕女個案為例，她的腰椎部位脊椎 C 型側彎，角度約三十多度。透過脊椎 X 光片觀察形成脊椎側彎的原因包括：

1. 骨盆右邊高左邊低，造成脊椎向左邊歪斜（額狀面）。
2. 右邊骨盆相對於左邊骨盆比較大片，代表骨盆旋轉（水平面），左邊的骨盆在前面，右邊骨盆轉到後方，連帶影響右肩胛骨往後突出駝背。
3. 個案必然有駝背，而且左右兩側肩胛骨突出（矢狀面，右邊的胸椎肋骨寬度比左邊大）。

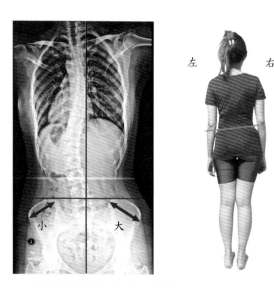

■女個案腰椎部位的脊椎 C 型側彎，角度約三十多度

脊椎側彎的迷思

• **迷思1—現代西醫體系皆認為脊椎側彎90%原因不明**：西醫體系檢查個案時，主要觀察外觀上是否脊椎歪斜；進一步嚴重度評估則是採用X光片影像檢查，來判斷脊椎有幾度的側彎程度。

破除迷思：脊椎側彎的X光檢查必須包括骨盆，因為骨盆是脊椎的地基。藉由骨盆及全脊椎X光片檢查，可發現骨盆是否有左右高低差異和旋轉（骨盆左右大小不同），當醫師看出骨盆問題與腰椎配合的歪斜，就能明白發生脊椎側彎合併駝背的原因了。

• **迷思2—解決嚴重脊椎側彎就是手術矯正治療**：目前西醫體系發現早期脊椎側彎的處置方式是保守療法，主要以身體的背夾來固定及限制脊椎，並告訴患者及家屬：脊椎持續惡化到約45度就要動手術。

破除迷思：可運用足弓腳正器來做足態與體態的調整，改善早期脊椎側彎角度。脊椎側彎在發育期的孩子身上持續惡化，主因骨盆地基歪斜，在腰椎及頸椎長高的過程中持續增加歪斜的角度，使脊椎側彎的歪斜角度也跟著放大。只要能在早期約20度時開始做體態和足態調整，就可以借助調整足態來限制走路的步態，進而減少骨盆左右高低和旋轉的角度、改善腰椎地基。這種方法對於發育期的孩子尤其有效，也可以藉此避免手術。

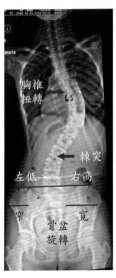

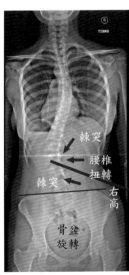

■左右兩圖都有骨盆左右高低不平衡及骨盆旋轉問題。左圖骨盆旋轉的跡象是骨盆兩側寬窄不同，代表矢狀面旋轉，使外觀臀部一前一後轉動。右圖的骨盆高低旋轉還伴隨腰椎扭轉，使腰椎椎體形成為像蘇格蘭梗犬的外觀（如上圖，如果在腰椎正面看到蘇格蘭梗犬，代表腰椎嚴重旋轉，讓正面照有如側面照），這通常是臀部摔到產生極大衝擊力造成

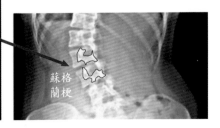

脊椎歪斜側彎的前兆

　　了解脊椎側彎有哪些前兆，可藉此預知未來是否有脊椎側彎的可能性，也讓家長有能力觀察發育期孩子的體態變化，早期辨認出問題，才能提早診斷治療。日常生活姿態不良是脊椎側彎相當重要的前兆之一！特別是坐姿和站姿，如果有習慣性的歪斜姿態，代表體態其實早已歪斜。家長要關注的脊椎側彎前兆包括：1. 駝背和骨盆左右高低不平衡；2. 缺乏運動；3. 不良姿勢和習慣。

1. **駝背和骨盆左右高低不平衡：**駝背是需被關注的危險因子，但是上背駝背不應該完全歸咎於孩子習於駝背坐姿、長時間滑手機和看電腦。駝背個案幾乎都合併骨盆前傾，如果沒有正視骨盆前傾是代償性造成駝背的原因（骨盆往前，上半身就會往後做代償平衡，避免向前跌倒），孩子未來恐面臨慢性肩頸疼痛和頭痛問題。

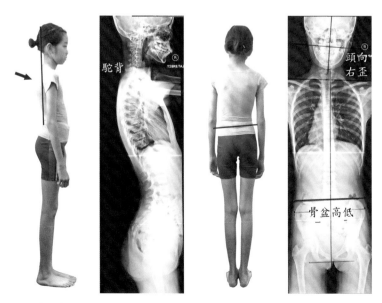

■ 10 歲小女孩被媽媽無意間發現有嚴重駝背而就診檢查。外觀可見女孩除了駝背，頭部也歪斜向右邊；她的全脊椎及骨盆 X 光片檢查呈現嚴重駝背，也有骨盆右高左低不平衡、代償性頭部向右歪斜及前傾的狀況

2. **缺乏運動：**在缺乏運動的發育期個案中，由於他們的腰臀部肌肉不夠結實，無法讓正在增高的脊椎穩定往上成長，就會發生側向歪斜且長不高的問題。目前脊椎側彎男女的比例是 1：9，女性的比例相當高，原因之一正是女性較缺乏運動，腰部肌肉相對沒有男性的結實來穩定脊椎的正直。細究原因，骨盆是腰椎的地基，孩子在長高過程中，脊椎需要靠基底部腰椎兩旁的腰部肌肉提供穩定度，如果骨盆呈現左右高低不平衡，就會使脊椎隨著骨盆不平衡而歪斜，並隨著發育長高而放大側彎的角度。所以家長必須具備一個重要觀念：青春期發育增高同時是助長脊椎側彎歪斜的重要關鍵期，而調整骨盆脊椎的黃金時刻，正是從青春期前就應該開始。

3. **不良姿勢和習慣：**當體態已經歪斜之後，身體就容易往慣性歪斜的方向傾斜，讓歪斜更加惡化。所以家長應該在孩子做功課、玩電腦或滑手機時，注意他們的身體是否慣性往左或右歪斜，並適時糾正他們的坐姿或站姿。對於姿態不良的孩子，家長不時要協助檢查孩子的脊椎是否端正。簡單的方法是讓孩子站直，就能觀察到背部脊椎和肩胛骨的位置，儘早發現引起問題的根源，才能夠提早做脊椎的矯正治療，以避免嚴重到要做脊椎手術。而許多孩子晚上睡覺呈現歪七扭八的睡姿，其實也是一種警訊，值得父母多花心思關注他們的體態發展。

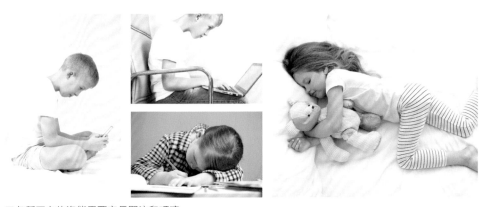

■各種不良的姿態需要家長關注和叮嚀

其他常見脊椎側彎危險因子

• **鞋子過軟讓足弓發育不良**：大部分父母或長輩在幼童剛開始學步時，就開始迫不及待幫他們穿上包鞋。其實在幼童成長過程中，讓他們有機會伸展活動腳趾是很重要的！

原因在於，孩子走路要走得穩，主要需鍛鍊腳趾的抓地力和靈活度，等抓地力穩定之後，他們就可以開始搖搖晃晃地往前跑；足弓的發育和腳趾的抓地力會一起並進，形成一個類似彈簧的作用讓身體跑快。

然而，如果過早穿包鞋，因為缺乏赤足在戶外（草地）走動來刺激足弓的發展，使許多幼童在小學時期已形成後天的平底足。這些平底足一般合併有左右高低不平衡的長短腳，進而也會影響骨盆的高低。如果能在小學時期接受足弓矯正，可預防青春期的脊椎歪斜。

• **書包過重加重骨盆與脊椎的歪斜**：這是人盡皆知但是很難解決的問題。大部分孩子在小學時期已有兩側腳踝關節不正引起體態歪斜的狀況，加上長期每天以歪斜的身體扛沉重書包，加劇歪斜的角度，甚至讓脊椎側彎惡化。

• **摔倒撞擊臀部造成骨盆歪斜**：很多好動的孩子在做激烈活動或跑動過程中，有很高的機率發生摔倒、下樓梯時滑倒，或由高處跌倒等意外。當臀部骨盆受強烈外力撞擊，會導致急性的骨盆及腰椎同時發生扭轉和歪斜（撞擊發生時，一側臀部接觸地面讓原本的速度立刻停止，使腰椎因減速而歪向撞擊的同側）。一般孩子跌倒後鮮少對父母親提起，或者以為跌倒痛幾天就沒事了，所以不會進一步檢查和發現骨盆歪斜問題，殊不知這正是往後產生脊椎歪斜後遺症的原因。

以一名 13 歲男孩為例，他在發育期間快速增高，家長不經意發現他的上半身有嚴重肩胛骨往後方突出及左右高低歪斜，因為擔心他有脊椎側彎而帶來診所檢查。體態檢測呈現，男孩確實有脊椎側彎合併駝背及頭頸部歪斜的情況；經 X 光影像檢查，他的腰椎已有約 29 度的側彎角度。進一步解釋，這種脊椎側彎源自骨盆的高低歪斜及旋轉角度（骨盆左大右小），最可能的原因是在他跌倒時，右邊臀部衝擊地面造成腰椎歪斜向右。

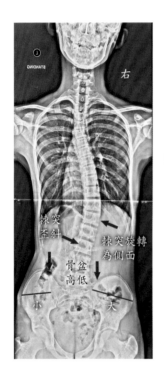

■已歪斜的骨盆和腰椎角度，會在發育階段，隨著長高而放大角度，讓脊椎側彎持續惡化。推測該男孩因為跌倒造成：1. 恥骨聯合到腰椎的歪斜角度很大；2. 腰椎偏離左邊骨盆，髂骨的角度及距離過大；3. 腰椎旋轉，腰椎棘突轉到右邊，形成類似腰椎側面的外觀

脊椎歪斜側彎的自我檢查和診斷

當家長發現孩子出現脊椎側彎可能有的前兆或症狀，盡早就醫診斷、持之以恆地接受調整治療，才能真正預防脊椎側彎，避免未來嚴重到需要動手術矯正。參考以下症狀和實際案例，你可以嘗試自己當偵探，揪出體態歪斜和脊椎側彎的徵兆、為健康把關！

體態歪斜和脊椎側彎的症狀

• **症狀 1：** 歪斜引起兩側的肌肉長期失去平衡，會使肌肉漸進性緊繃痠累，並惡化為疼痛痙攣症狀。最常見的部位在頭頸部、腰臀部及膝蓋小腿的肌肉等處。肌肉失衡的個案也容易發生運動時疼痛，或增加運動傷害的機率。

• **症狀 2：** 引起自律神經異常相關症狀，包括睡眠品質差、胃病和胃酸逆流、便秘，以及婦女經期失調等（詳見第八章）。

• **症狀 3：** 在中年以後，體態歪斜會引起脊椎、骨盆及膝蓋關節因失衡引起骨骼磨損，產生骨刺，或惡化為神經壓迫等問題。

案例 46 — 易疲勞、常胃痛沒食慾

一名 12 歲女童不只身體瘦弱、容易疲勞，也經常胃痛沒有食慾。她經由中醫師轉介到筆者診所尋求意見，表明發現自己有嚴重的身體歪斜。透過體態檢查，發現她有嚴重的脊椎側彎；脊椎與骨盆 X 光片檢查更確定她有 65 度的大角度脊椎側彎，骨盆右高左低使脊椎向左邊歪斜，代償性產生胸椎部位往右邊大角度側彎，以取得體態的平衡。

身體的自動平衡調節系統原本為了讓體態平衡，卻造成更大的側彎角度，同時產生右邊骨盆較大的旋轉角度。女童胸椎部位的歪斜，引起兩側肋骨壓縮、寬窄不一的現象，脊椎側彎造成體態歪斜問題，也讓她有各種不適的身體症狀，特別經常因為嚴重胃病而進出醫院。

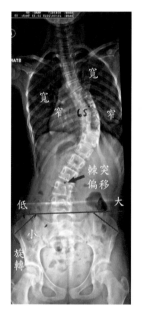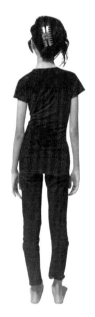

■ 12 歲女童有 65 度的胸椎側彎的角度，同時有右邊骨盆較大的旋轉角度

如何判斷脊椎側彎的嚴重程度

1. **治療的黃金時期：**在發育長高之前已經發現有骨盆左右高低和駝背，儘早矯正可避免後期嚴重的側彎角度。

2. **可逆轉時期：**10 度以上的側彎角度，部分孩子可能會因為頸部歪斜而產生緊繃疼痛，甚至無法有好的睡眠品質。

3. **避免手術時期：**20 度以上的脊椎側彎，醫師會提醒家長，如果脊椎持續惡化超過 40 度，就要有心理準備進行手術矯正。此階段如果能依據側彎形成的原因做反向運動，仍有機會減少側彎嚴重程度。

4. **治療的非常時期：**超過 40 度以上，一般醫師為了避免脊椎側彎角度過大，造成可能性的脊髓神經壓迫下肢癱瘓，會鼓勵患者做手術矯正。不過許多家長也會選擇非手術方式來改善脊椎側彎的角度。

脊椎側彎各時期嚴重度

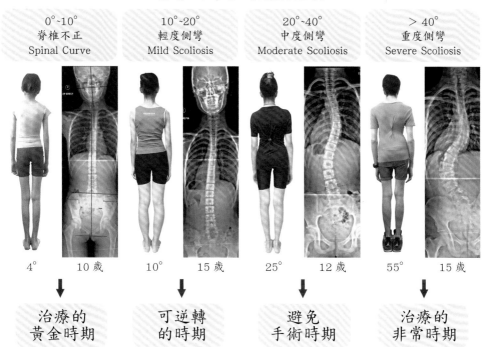

0°~10° 脊椎不正 Spinal Curve	10°~20° 輕度側彎 Mild Scoliosis	20°~40° 中度側彎 Moderate Scoliosis	> 40° 重度側彎 Severe Scoliosis
4°　10 歲	10°　15 歲	25°　12 歲	55°　15 歲
治療的 黃金時期	可逆轉 的時期	避免 手術時期	治療的 非常時期

脊椎側彎檢查方式

• **亞當式檢查**：一般診斷是在已發生側彎問題時，透過脊椎 X 光片計算脊椎歪斜的角度。而家長也可以透過簡易的脊椎歪斜自我檢測方式—亞當式檢查（Adam's Test），觀察孩子的脊椎是否有明顯歪斜及兩側肩胛骨高低不平的外觀。以下亞當式檢查步驟：

1. 雙腳併攏，雙膝伸直站穩，向前彎腰呈 90 度，雙臂自然下垂。

2. 保持步驟 1 動作，當身體彎曲並由後方觀察，結構性脊椎側彎的曲線更加明顯。

3. 察覺是否已形成脊椎側彎，包括：頭部傾斜、雙肩高低不一、肩胛骨高低不一、肩胛骨隆起、腰際高度不一。

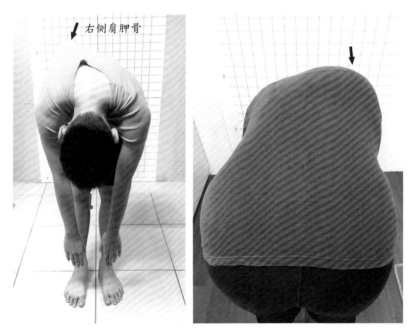

■亞當式檢查，箭頭為單側肩胛骨旋轉後突

• **X 光檢查早期發現**：當亞當式檢查發現脊椎側彎時，對於預防已經太遲了。建議透過拍站立式 X 光片提早發現，在脊椎側彎還沒真正形成前，就檢查出引起側彎的前兆、進一步做矯正，才是確實有效的方法。

　　不過即使是 X 光檢查，也必須完整檢視各種可能的徵兆。例如下圖 6 歲小男孩，他的母親發現孩子體態歪斜不正常而帶他就診，但經幾位醫師檢查結果都沒有異常，包括骨盆脊椎 X 光片的報告也是正常。男孩後來轉至筆者診所檢查，做 X 光片及體態檢查後發現，他確實已有骨盆過度前傾及骨盆右高左低的問題，脊椎已偏離身體軀幹重力線，並偏斜向左邊。然而，一般做 X 光片報告會忽略掉這個小細節。

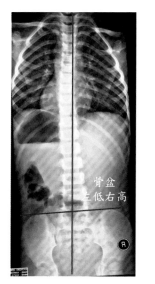
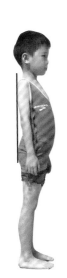
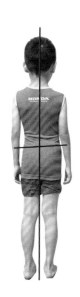

骨盆
左低右高

■ 6 歲小男孩經幾位醫師檢查結果都沒有異常，但其實已有骨盆過度前傾及骨盆右高左低的問題

脊椎側彎的矯正與治療

　　本章不斷提醒脊椎側彎必須早期診斷早期治療，其中早期調整的目標，主要在預防後續全身各部位可能出現的後遺症。

脊椎側彎可能的後遺症

• **肌肉韌帶筋膜的影響：**一旦身體體態失去平衡，脊椎左右兩側和前後的肌肉韌帶筋膜都會變得長短不一，形成不同的承受力和張力，將出現緊繃、痠痛等不適感。

• **脊椎骨頭和神經的影響：**運動和感覺神經是經過脊椎傳遞到身體和四肢，如果脊椎歪斜造成慢性骨頭磨損，間接也會壓迫並影響神經訊息傳遞。

• **脊椎自律神經影響：**自律神經也可稱為「內臟神經」，包括交感和副交感神經系統，主要控制內臟的自主活動。如果因為脊椎歪斜造成脊椎內的自律神經失調，可能會有腸胃道營養吸收、排便或排尿等障礙發生。

案例 47 — 從頸痛到臀、骨質疏鬆性骨折

一名 75 歲婦女因為脊椎側彎，長期忍受頸部、胸部及腰臀部肌肉疼痛。她的體態和 X 光檢查相符，都可以觀察到身體嚴重往右邊傾斜，讓右側肌肉長期過度緊繃。X 光片側面照呈現，其腰椎及胸椎交接處遠離身體的軀幹重力線，容易造成交界處的骨質疏鬆性骨折。

後續建議她使用足弓腳正器做體態及脊椎調整，治療目標是減輕歪斜造成的疼痛，其次也可防止骨質疏鬆性骨折發生。

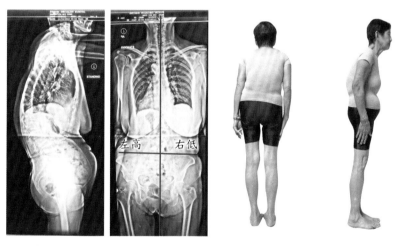

■ 75 歲婦女脊椎側彎，體態和 X 光片檢查一致是身體嚴重往右傾斜

案例 48 — 手術後腰頸痛

一名 20 歲女子有 45 度的 S 型脊椎側彎,她 18 歲時接受過手術,術後出現腰部及頸部疼痛問題,然而當時醫師無法找到她疼痛的原因。由體態檢查上可觀察,女子在胸腰椎矯正手術後,原本歪斜的骨盆(右高左低)傾斜角度反而加大,頸部也發生代償性的歪斜,所以推測她腰部疼痛及頸部痠痛加重的主因在於骨盆歪斜角度加大。

後續女子使用足弓腳正器,由足部調整改善骨盆右高左低的歪斜角度,經調整後,她的腰頸部疼痛也緩解不少。

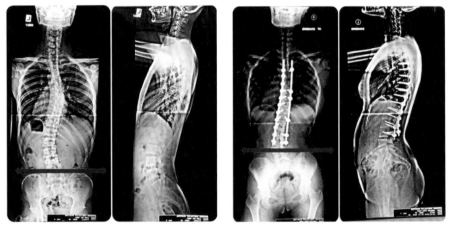

■手術前後的 X 光片檢查。左圖是手術前有骨盆右高左低情形;右圖是手術後,雖然外觀脊椎比較正位,但是骨盆歪斜角度加大,影響腰椎及頸椎歪斜,造成肌筋膜疼痛

脊椎側彎治療流程和方法

　　脊椎側彎治療流程第一步是早期的診斷（體態和足態檢查），經過與個案本人和家長溝通之後，再決定治療的方向和方針。

●體態評估及脊椎側彎駝背 X 光片檢查：含脊椎及骨盆部位的前後及側面照（放射科的檢查單上註明：Kyphoscoliosis Study, Full Spine and Pelvic, AP & Lateral View），可透過體態及 X 光片影像學兩者，一起評估個案形成脊椎側彎的原因及嚴重程度。如果在簡易的體態照上發現駝背、肩胛骨左右高低不平衡以及頭部歪斜，代表脊椎地基骨盆已歪斜，就應盡快做正式的足態和體態檢查，嚴重者進一步做脊椎骨盆的 X 光檢查。

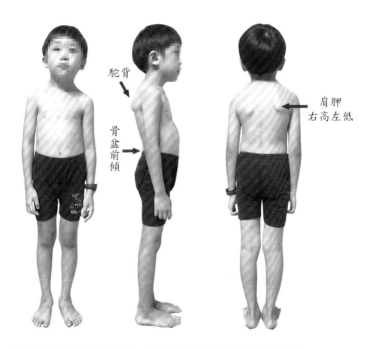

駝背

骨盆前傾

肩胛右高左低

■簡易的前後及側面體態照，即可見許多脊椎歪斜及駝背的訊息

• **動態的治療方式：**脊椎側彎個案可藉由拉單槓，鍛鍊脊椎兩側的肌肉力量平衡。屈膝運動（詳見 P.106-107）透過雙腳前後的擺位，可達到骨盆左右平衡，同時調整兩側髖關節角度、鍛鍊下肢肌肉力量。抱膝運動是個背部肌肉拉伸的運動，先用黏貼式束帶固定膝蓋以上，以雙手抱膝蓋時頭部一併彎曲，以放鬆脊椎肌肉，促進兩側肌肉保持平衡。

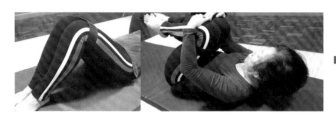

■抱膝運動以雙手抱著膝蓋，做出膝蓋和頭部同時彎曲的動作

• **靜態的方式：**綁腳睡覺的目的是避免平日體態歪斜形成慣性歪斜姿態，讓個案在晚上睡覺時也能端正姿態，放鬆肌筋膜並促進血液循環與修復。當綁腳平躺或側睡時，大腿和腰部都平行，可以良好控制髖關節及骨盆腰椎平衡穩定，許多嘗試過的個案早上醒來會感覺手腳溫暖、改善腰部頸部痠痛和睡眠品質。這是在日本推廣七十多年、在台灣十餘年的礒谷力學療法，詳細介紹可參考《健康綁腳法》一書。

綁腳睡覺

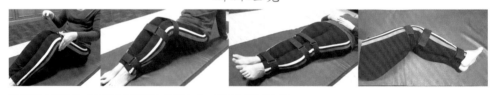

■使用 3 條黏貼式束帶分別綁緊在膝蓋上方、下方及腳踝之間

第三條綁於腳踝正上方處
（不綁在腳踝上即可）　　　　第二條綁於膝蓋
　　　　　　　　　　　　　　下方 5-7 公分處

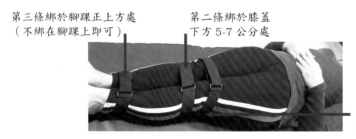

第一條綁於膝蓋正上方 8-10 公分處

• **穿足弓腳正器：**穿著每天步行 60 分鐘，可改善步態、調整長短腳及骨盆前傾問題。

案例 49 ─ 外力撞擊致脊椎 S 型側彎的治療

18 歲女學生的脊椎有 S 型側彎，骨盆嚴重傾斜且腰椎扭轉，腰椎由正後方扭轉向右邊（如下圖箭頭標示），明顯是因為嚴重跌倒或摔到臀部所致。她從 15 歲開始陸續接受物理治療一年多，卻沒有明顯改變。2015 年起，她開始接受足部及骨盆的調整，經過半年多持續穿著足弓腳正器走路後，再次做體態檢查，脊椎歪斜的外觀上有顯著改善。

透過骨盆左右和前後的位置調整，可減少脊椎歪斜角度及其引起的肌筋膜疼痛問題，雖然無法讓歪斜及扭轉的骨盆腰椎恢復正常，但治療目標是改善體態及疼痛症狀，並降低未來發生腰椎骨刺和併發症的可能性。

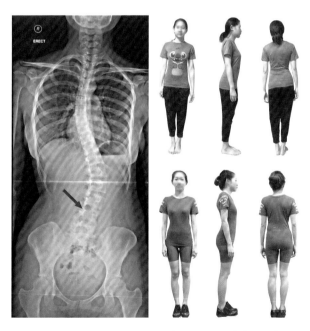

■ S 型側彎可能是幼年嚴重跌摔到臀部所致，造成女學生的骨盆嚴重傾斜、腰椎扭轉。右上圖為女學生矯正前；右下圖為女學生矯正半年多後，脊椎歪斜的外觀有顯著改善

案例 50 — 嚴重脊椎側彎避免開刀

另一位 17 歲女學生,她的脊椎 S 型側彎 47 度合併駝背。事實上,早在她 13 歲時,就已被診斷有嚴重脊椎側彎超過 40 度(脊柱後側彎 Kyphoscoliosis)。當時醫院的骨科醫師建議她接受手術治療,以防側彎持續惡化造成脊髓壓迫、引起癱瘓;然而父母因為擔心動手術,帶著她到處尋找避免開刀的療法。在過去 4 年裡,女學生陸續做了許多身體調整、穿脊椎調整型背夾等方式,但都沒有明顯進展。

之後,父母在友人介紹下帶她就診。經體態與全脊椎檢查判讀,她因為骨盆傾斜造成腰椎歪斜及扭轉,形成嚴重的上胸椎側彎約 47 度。筆者建議先讓骨盆平整,才能夠減少扭轉和傾斜的腰椎角度。

女學生穿著足弓腳正器走路矯正一個多月後,腰部高低不平衡的肌肉張力就迅速獲得改善,痠痛也減輕不少,這讓父母更有信心陪伴她每天努力走路。後續半年內她陸續觀察,並接受脊椎調整手法,加強改善肌肉狀態;半年後再次做體態檢查,上背部右側肩胛骨突起的程度已平緩許多。

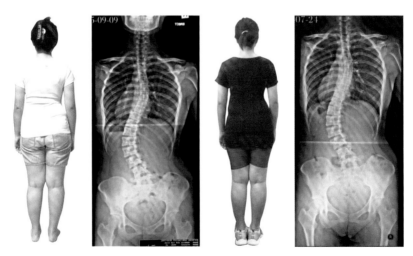

■左圖:女學生有 S 型脊椎側彎 47 度及駝背/右圖:女學生穿足弓腳正器半年多,搭配脊椎調整手法加強改善肌肉狀態之後,上背部右側肩胛骨突起較為平緩

2015/11/19　　　2016/1/22　　　　2016/7/19

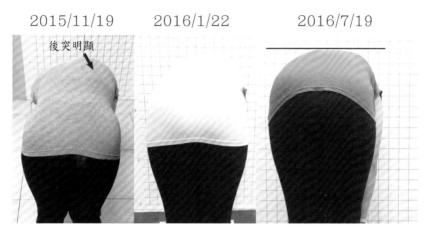

後突明顯

■左圖：女學生右邊肩胛骨後突明顯／右圖：兩側肩胛骨看起來幾乎平衡，轉變契機是
骨盆的旋轉角度改善（原本站立時骨盆左前右後旋轉，右邊肩胛骨向後）

家長必備的治療觀念

在脊椎側彎的治療上，最重要的一環是儘早建立家長的預防檢查觀念。其實在家中就可以觀察青春期孩子的體態是否歪斜（檢查駝背、肩胛骨高度歪斜等徵兆）；一旦有異常，最快速改善的方式就是透過足弓腳正器來改變足態、改善體態歪斜，並預防後續形成嚴重的歪斜。

另一個必須注意的環節是，身體歪斜的孩子需要家長耐心、持之以恆的陪伴和鼓勵，一起努力穿足弓腳正器走路。家長唯有真正用時間付出陪伴，才能夠喚回孩子脊椎的健康。

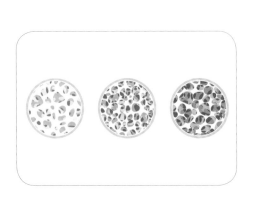

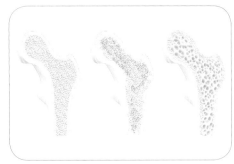

7

跌倒與骨折預防

跌倒、骨折這種意外可以預防嗎？筆者在本章用詳盡的介紹回答：可以透過體態調整來預防。

隨著人口高齡化的全球趨勢，骨質疏鬆症可謂公共衛生健康的隱形殺手，而無論任何年齡層的人如果不提早注意，隨著壽命增長，每個人在有生之年都有可能發生骨質疏鬆症造成的骨折與併發症，甚至因此死亡。在邁向中老年骨鬆高危險族群之前，提早做好本章的預防措施，就能降低發生嚴重後果的風險。

7
全球第二大流行病

　　根據國際骨質疏鬆基金會在 2018 年的報告顯示，骨質疏鬆症已是全球僅次於心血管疾病的第二大流行病。全世界估計約有兩億人口正處於骨質疏鬆症的狀況，如果以年齡超過 50 歲者來看，每 3 個女性及每 5 個男性之中，就有 1 人可能在有生之年因為骨質疏鬆症而骨折。

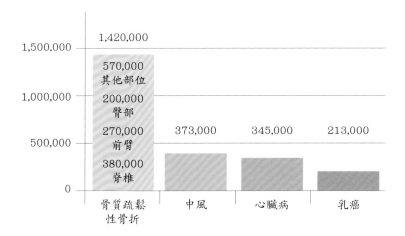

■根據一項美國針對女性的統計，各部位骨質疏鬆症造成的骨折發生率與中風、心臟血管疾病及乳癌比較，骨折發生率遠遠超過其他常見的健康問題

　　骨質疏鬆症沒有明顯的身體症狀，也並非一般人誤以為腰痠背痛就是骨鬆症狀，因此通常到了發生骨折之後，患者才會意識到自己有這個問題。

　　許多患有骨質疏鬆症的老年人，因為骨質疏鬆讓身體機能加速退化，使身體多處痠痛不適；更有甚者，骨質疏鬆症造成的骨折迫使許多患者失去生活自理能力，更造成各種個人、社會與國家難題，例如提早死亡、生活品質差、照顧失能者的人力資源（家人或照護人員）也增加了許多個人與國家醫療及保險支出。

　　為了預防骨質疏鬆帶來的困境，每一位上了年紀的老年人，都應該定期接受骨質疏鬆檢測，這是預防勝於治療的重要觀念。目前已有先進的儀器可做骨質疏鬆症的檢查，骨質密度（BMD）檢查可做為嚴重程度的風險評估，如果提早檢驗出有骨質疏鬆症問題，可以提早治療，預防問題發生後的各種併發症。

　　不過，在治療許多胸椎或腰椎骨折的患者中發現，單靠藥物預防骨折仍有不足。因為體態歪斜引起骨折也是問題發生的重要源頭之一，如果能透過調整體態，預防歪斜對於各部位骨骼產生的應力調節，是最經濟有效的方式。

　　無論專業醫療人員或是一般人，對於骨質疏鬆症的重視和預防，是健康維護上很重要的一環。本章以骨折的原因區分，深入介紹骨質疏鬆性骨折、疲勞性骨折兩大類的成因機制，以及治療與預防。

認識骨質疏鬆性骨折

　　骨質疏鬆症是一種骨骼的新陳代謝疾病，特徵是骨質減少、骨骼孔隙變大且疏鬆，以及骨質內的微細結構破壞。進一步分析，骨鬆的英文名稱Osteoporosis，Osteo是骨質的意思，Porosis則是空洞化之意，這是指骨骼內部的骨質流失造成空洞化，加上骨骼表層的皮層變薄，相較之下骨質強度不足，容易形成骨折。

　　骨鬆是一種全身骨骼慢性疾病，成人自35歲起隨年齡增加，每年骨質流失約0.5%至1%，50歲起流失更快，每年流失約1%至3%。由於骨質減少，骨骼孔隙變大且疏鬆，導致骨頭脆弱易斷增加骨折風險，且風險會隨著年齡老化而不斷上升。

骨質疏鬆症形成的機制

　　人的骨頭是持續在生長、處於一種新陳代謝狀態的組織。在正常狀況下，老舊的骨質會被代謝，由新的骨質取而代之，而骨質組織的穩定維持正是依靠骨質的新陳代謝過程，透過不斷讓骨質形成與吸收，來平衡與穩定骨質的品質，骨質疏鬆症即是因為骨質吸收移除比形成的速度快而引起。

　　進一步解釋，在人體的骨骼組織中，有兩大類細胞負責骨質的新陳代謝平衡，一種是負責製造骨質的造骨細胞（Osteoblast），另一種是負責代謝骨質的破骨細胞（Osteoclast）。無論是造骨細胞還是破骨細胞，如果其中一類細胞過度活躍，就無法維持體內正常的骨骼結構。

　　在人的一生中，兒童的骨質通常會較軟，但也較具彈性；例如兒童的骨折（通常稱「青枝骨折」Greenstick Fracture），如果發生在非重力承受的長骨部位，可以在很短的時間內癒合修復，而且骨折後修復及重塑過的骨頭，幾乎看不到骨折的痕跡。骨質在青春期之後到達最高點，因此成年人的骨質比兒童期來得堅硬；但進入中年以後，骨質生成的速度趕不上骨質流失的速度，骨質疏鬆症就會逐步發生。此時另外要考慮的重要因素是，骨骼質量和每個人的基因體質、成長時期的營養和健康狀態、性別及運動量都有關聯。

骨質疏鬆症的分類

骨質疏鬆症可分為原發性及次發性。其中原發性的骨鬆是不可避免的，例如基因遺傳疾病、女性停經之後缺乏雌激素影響骨小梁（Trabecular Bone，註10）以及皮質骨（Cortical Bone）使骨質流失等多種因素造成。

次發性的骨質疏鬆症原因包括新陳代謝疾病（如甲狀腺、腎上腺及腦下垂體相關疾病）、血液透析腎臟病患者的新陳代謝異常、長期服用類固醇的自體免疫疾病患者，並與生活型態密切相關。

總體來說，骨質疏鬆引起骨折的高危險群包括：停經婦女、65歲以上女性、70歲以上男性、有家族病史（基因）者、菸酒攝取過量者、缺乏運動者、鈣質攝取不足，以及因自體免疫疾病規律服用類固醇的患者，都會使骨折風險增加。

骨質疏鬆症的嚴重度分期

骨質疏鬆症的分期包括骨質正常、骨質流失減少及骨質疏鬆。最常發生的部位有脊椎椎體、髖關節、大腿股骨，以及手前臂接近腕關節的 Colles' Fracture.

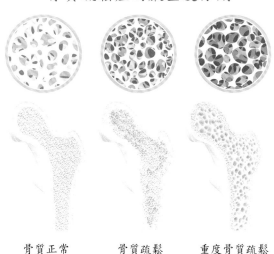

骨質疏鬆症的嚴重度分期

骨質正常　　　骨質疏鬆　　　重度骨質疏鬆

骨鬆性骨折的常見部位與原因

　　因為骨質疏鬆症而發生骨折的常見部位包括手腕、胸椎、腰椎、髖關節與大腿股骨。這些部位主要因為身體老化而加重彎腰駝背、膝蓋變形彎曲等危險因子，使身體承受較大的歪斜壓力，再加上肌肉關節機能退化，更促使人容易因為跌倒受傷而骨折。

● **手腕骨折** ：可稱為柯力氏骨折（Colles＇ fracture）。手的前臂骨折好發於橈骨接近手腕關節的部位，容易發生於六十歲上下的停經婦女。發生原因多為意外絆倒或滑倒時以手掌撐地，這時大拇趾側的橈骨受力大，因為重壓而造成骨質疏鬆性骨折。一般來說，手腕骨折可以靠石膏固定手臂及手腕、避免活動及轉動，就足以讓骨折癒合。

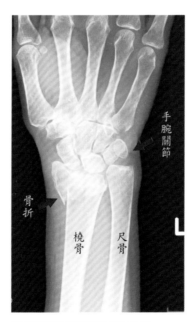

手腕關節

骨折

橈骨　　尺骨

■手前臂接近手腕部位的骨折

• **髖關節與股骨骨折：**如果個案發生髖關節骨折，必須接受人工髖關節置換手術，後續還可能發生多種併發症，危及生命。髖關節手術本身是一個大手術，尤其對上了年紀的患者風險更大。在住院期間，因長期臥床容易造成肺部感染與褥瘡，增加住院死亡的風險；此外，長期臥床也容易加速老年失智症，使長者提早結束生命。

髖關節與股骨骨折患者除了急性期住院及手術所需的醫療費用，往後在家人照顧的人力與社會資源上，也是一筆昂貴的支出，因此這是一種最須防範的骨鬆性骨折。

髖關節股骨骨折部位

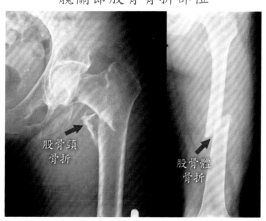

■常見骨質疏鬆症造成的大腿骨折部位，包括髖關節的股骨頸部骨折（圖左）及股骨長骨骨折（圖右）

• **脊椎椎體骨折：**脊椎椎體骨折常見主因是脊椎受壓迫變形，這種慢性的脊椎受壓迫變形程度，可能會伴隨駝背、身高變矮與背部疼痛等症狀。當患者有急性嚴重疼痛，就須接受脊椎 X 光片檢查，如果有發生急性的脊椎椎體壓迫骨折，將面臨骨折部位周邊的軟組織（肌肉韌帶）發炎，疼痛需要幾個月至半年以上才可能減緩。

一般醫療對這類患者採取保守的臥床及止痛藥物治療。因為他們多為上了年紀的長者，施行手術的風險相對非常高，通常無論個案與醫師，對於手術的意願都比較低。

案例 51 — 駝背車禍骨折 吃止痛藥也沒用

　　一名 78 歲老太太有嚴重駝背，身體也因為駝背而更加矮小。從體態側面照來看，她的軀幹重力線落在第十二胸椎及第一腰椎交接的大弧度處，取代了原本重力應該落在堅固穩定的第四第五腰椎位置。

　　老太太曾在車禍發生時坐在車後座，因為車禍造成激烈的身體前後晃動，使她第十二胸椎骨折。骨折後，周邊的肌肉韌帶軟組織發炎疼痛，持續三個多月都沒有改善。由於這類骨折沒有引起神經壓迫，也不需要手術，只能服用止痛藥物來緩解，但是她平時依然異常疼痛，行動不方便也影響睡眠。

　　後來老太太接受脊椎調整手法（AMCT），放鬆骨折周邊的肌肉韌帶，疼痛症狀終於得到改善。所以有早期駝背的人，應盡快接受足部和體態的調整，以免骨折之後身體疼痛症狀加速惡化。

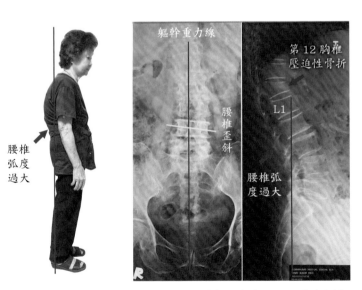

■老太太第十二胸椎骨質疏鬆性壓迫性骨折，X 光片呈現骨盆右高左低，
　過度前傾造成胸椎駝背，與體態照的軀幹重力線偏移一致

骨質疏鬆症的診斷

目前骨質密度檢測的儀器「雙能量 X 光吸光式測定儀（Dual-Energy X ray Absorption, DEXA）」，是世界衛生組織（WHO）認可診斷骨質疏鬆症的骨質密度檢測標準。使用時應同時測量腰椎及髖骨，若兩處都不能正確測定時，則可用非慣用側前臂（橈骨三分之一處）的測定取代。做一次 DEXA 檢查，受檢者所受到的輻射量約 0.02 mrem（毫侖目），是照一張胸部 X 光片的百分之一輻射量，並且只需 10-15 分鐘便可得知結果，是相當安全、快捷無痛的方法。

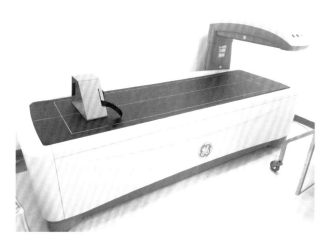

■雙能量 X 光吸光式測定儀（DEXA）是 WHO 認可診斷骨質疏鬆症的骨質密度檢測標準

- **檢測值：** 依據檢測結果換算 T 值，可判定骨質疏鬆程度。

T 值＝骨密檢測值 – 年輕女性骨密平均值）／標準差

T 值大於 -1：骨質處於正常狀態

T 值在 -1 至 -2.5 之間：骨質流失中

T 值小於 -2.5：骨質嚴重流失，已罹患骨質疏鬆症

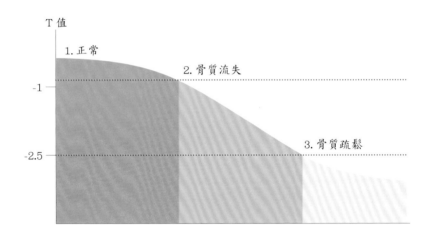

- **需要接受 DEXA 檢測的人：**

1. 65 歲以上婦女或 70 歲以上男性。

2. 65 歲以下具有危險因子的停經婦女。

3. 即將停經並具有臨床骨折高風險因子的婦女，如體重過輕、曾經骨折、服用的藥物會增加骨折風險（自體免疫疾病服用類固醇等）。

4. 罹患可能導致低骨量或骨量流失的相關疾病者（特別是有嚴重疼痛問題的患者，因運動量低容易骨質流失）。

5. 慢性腎臟病患者及血液透析患者。

骨質疏鬆症的治療

被確診為骨質疏鬆症的患者是骨折的高危險群，必須儘早做鈣質及維生素 D 補充，或是服用雙磷酸鹽藥物。即使只是處於骨質密度流失，也必須適當加強鈣質與維生素 D 補充，多做肌肉關節活動，培養靈活度並提升骨骼強度，做好整體生活型態的調整與改善。

藥物治療預防骨折

• 傳統骨質疏鬆的預防性治療：骨質疏鬆症的治療需要持續性，包括定期追蹤檢查身體與體態的變化。藥物的使用應遵循醫師的專業判斷，各類藥物包括鈣劑、活性維生素 D、雙磷酸鹽藥物等，服用都需要一段時間，應避免自行停藥，以免影響後續的治療結果。此外，良好的生活型態與運動，都扮演著藥物治療之外的重要角色。

市面上販售的鈣片多含鈣質與維生素 D，依等級可分為食品級與藥品級；依鈣鹽成分可分碳酸鈣、磷酸鈣、檸檬酸鈣與醋酸鈣，其中「藥品級磷酸鈣」最接近骨質鈣成分，具有療效高與副作用低的功效。

目前最為普遍使用的骨質疏鬆症治療藥物為雙磷酸鹽類，它可快速增加骨質密度，降低脊椎和髖部骨折發生率。要提醒的是，雙磷酸鹽類藥物雖可提升骨質密度，但會減緩骨骼代謝與重塑作用，可能會阻礙微小骨骼創傷的修補機制，反而弱化骨骼整體結構強度。長期使用的患者可能會發生十分罕見的非典型股骨骨折，雖然機率低，但長期持續使用雙磷酸鹽類藥物 5 年以上者，可考慮暫時停用藥物，以降低非典型骨折風險。屬於輕中度骨折風險的骨質疏鬆症患者，若已接受超過 5 年治療，經評估骨質密度回升可以停藥；若屬於高骨折風險患者，則建議更換藥物種類繼續治療。

• 日常生活注意事項：在生活中，控制自己的體重，並將身體質量指數（BMI，註 11）維持在理想值 18.5 到 24 之間；避免飲酒過量和抽菸，因為抽菸會降低骨質密度、增加骨折風險。相反的，增加運動次數可加強骨密度、增強肌力、改善平衡功能，進而減少跌倒和骨折的機會發生。

骨質疏鬆性骨折後的手術治療

　　以老年人常見的股骨頸部和股骨體骨折為例。股骨是人體的長骨，近端與骨盆髖臼共同形成髖關節，遠端與脛骨形成膝蓋關節；股骨可分為最上端股骨頭的球形結構、股骨的頸部段和股骨長骨。股骨頸部骨折如果無法正常癒合，甚或癒合後，都有發生股骨頭壞死的可能，一般在一年左右，骨折處將疼痛到逐漸無法行走。

　　股骨頸部和股骨體骨折的手術方式選擇考量，與患者年齡密切相關。例如股骨頸部骨折的個案如果年齡較大，會選擇髖關節置換手術，手術後的穩定性較高；如果合併手前臂骨折，骨內固定術可促使骨骼加快癒合恢復。

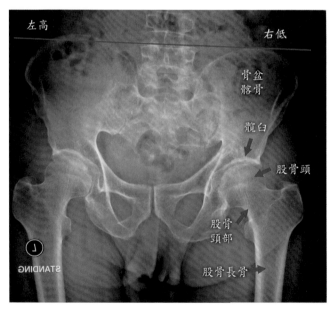

■ X光片的個案體態歪斜，左邊高右邊低，因為右邊股骨承受過多身體重量的壓力，容易在骨質疏鬆時發生右側股骨骨折

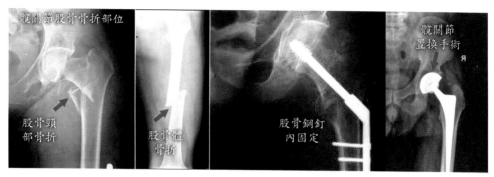

■圖為股骨頸部和股骨體骨折的個案，年齡較大者建議使用髖關節置換手術，術後穩定性較高

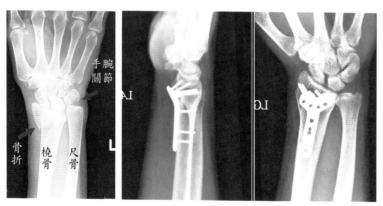

■手前臂骨折後的骨內固定手術，可促使骨骼加快癒合恢復

骨質疏鬆性骨折的後遺症

骨質疏鬆症併發的後遺症，包括嚴重股骨頸部及股骨骨折後臥床，造成失智症惡化、褥瘡，1年內因各種併發症及後遺症引起的死亡率高達20％。其他脊椎骨折如果發生在腰椎或胸椎，也將導致長期慢性疼痛、失眠、便秘等狀況，嚴重影響日常生活品質。這些難題都會加速老年人的身體機能退化，同時延伸出許多家庭照顧者的負面情緒、人力資源短缺，以及照護的經濟壓力，成為常見卻難以解決的社會資源與照護課題。

既然骨鬆可能併發這麼多後遺症，連帶各種家庭和社會問題，所以平時的衛教宣導和教育顯得格外重要。在早期檢查有骨質流失或者已經停經的婦女，就應該儘早做好預防準備、加強骨質，如果拖到已被診斷為骨質疏鬆症才開始補充鈣質，那麼效果相對不佳，甚至可能來不及加強骨質就已發生骨折意外。

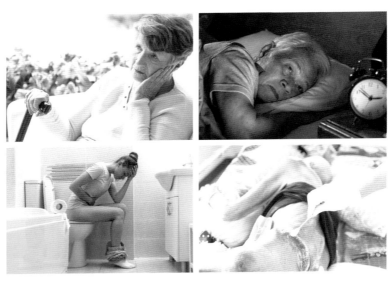

■骨質疏鬆性骨折後的常見併發症，包括失智症、失眠、褥瘡和便秘等問題

預防骨折從矯正體態開始

許多人因為體態歪斜，中年時期就已開始有頸部腰部痠痛或膝蓋不適症狀，如前幾章所述，體態歪斜會引起肌筋膜疼痛症候群，而這樣的問題拖到 60 歲以上，因為骨骼肌肉功能迅速退化，疼痛症狀也將加速惡化，隨之行動與動作越來越不穩定，更容易跌倒受傷，甚至發生骨折。

體態歪斜引起骨折的原因

• **腰椎骨折**：身體能夠靈活運動，都是依靠附著在骨頭及關節上的軟組織，包括肌筋膜和韌帶來協助骨骼活動；簡單來說，身體關節活動是透過附著在骨頭上的拮抗肌肉韌帶同時做收縮與放鬆的結果。當身體歪斜，附著在骨頭上的肌肉韌帶經常處於過度伸展和收縮，經年累月使骨頭長期處於不平衡的張力狀態，這就是所謂的疲勞或壓力過度，也是造成骨折的重要原因之一。

例如一名 81 歲老太太的腰椎疼痛，她的體態呈現骨盆左高右低，身體往右邊傾斜、同時伴隨骨盆前傾造成整個身體往右及往前傾斜；X 光片影像顯示腰椎明顯歪斜，而在歪斜的轉折點（承受壓力點）就成為容易造成骨質疏鬆性骨折的部位。另一名腰臀部疼痛的婦女，其 X 光片影像顯示腰椎歪斜並已形成磨損的骨刺，同時處於疲勞性與骨質疏鬆性雙重的骨折危機中。前述兩名個案透過體態調整，都可以減少骨折發生的機會。

脊椎歪斜

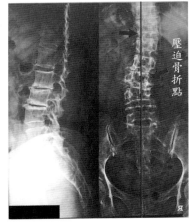 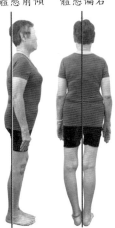

壓迫骨折點

體態前傾　體態偏右

■老太太的體態與 X 光片檢查

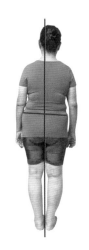 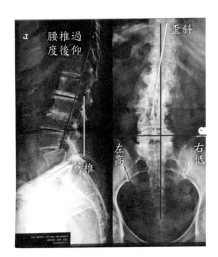

腰椎過度後仰

薦椎

歪斜

左高　右低

■腰臀部疼痛婦女的 X 光片檢查顯示腰椎歪斜形成骨刺

• **下肢骨折：**一名嚴重的膝蓋退化性關節炎個案，除了兩側明顯的膝蓋關節腔磨損，雙腿也偏離下肢重力線，歪斜角度非常大，使她的股骨頸部、股骨長骨及脛骨部位都承受了非常大的上半身重量，使這幾個部位容易增加疲勞性及骨質疏鬆性的骨折風險。這類機制也是一些老年人即使只是輕輕轉動身體或跌倒，就會發生大腿骨折的原因。

　　不只老年人，年輕人也不能不注意骨折問題。一名年輕女性體態歪斜、膝蓋反弓（膝蓋往後弧度過大），足態顯示為兩側平底足。嚴重的膝蓋反弓主因是骨盆前傾，使膝蓋反弓做身體的平衡作用。如果她沒有盡早調整，避免膝蓋關節及周圍的肌肉韌帶機能提早退化，中年以後可能出現明顯的膝蓋磨損及下肢肌筋膜炎，老了更成為骨質疏鬆症與疲勞性骨折的高危險群。

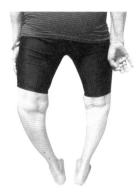
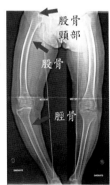

股骨
頸部

股骨

脛骨

■個案的雙腿偏離下肢重力線（X光片白線），歪斜角度大，造成箭頭標誌部位都承受非常大的上半身重量

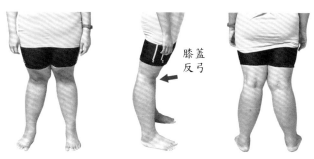

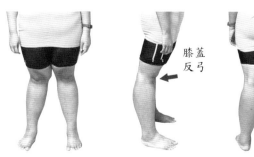
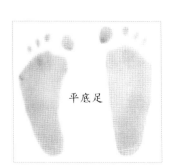

膝蓋
反弓

平底足

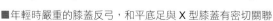
■年輕時嚴重的膝蓋反弓，和平底足與X型膝蓋有密切關聯

矯正體態可預防骨質疏鬆性骨折

　　體態歪斜從幼年時期即開始發生，經過長期累積產生身體不適症狀，也是加快身體骨骼肌肉機能退化的重要因素，然而在當前醫療上卻成為被忽略的身體健康危機。要避免疼痛惡化，無論是兒童、年輕人、中年人及老年人，體態歪斜的調整都應該儘早開始，不要等到中老年或是發生嚴重併發症時，才開始做治療。

　　尤其是老年人，避免骨折除了預防骨質疏鬆症，最重要的是該如何減少意外跌倒發生？老年人體力與肌肉退化、身體的平衡感較差、視力不佳及慢性疾病（如糖尿病合併感覺神經異常等），各種因素逐項綜合導致骨折。因此對於行動力尚可的老年人，透過體態和足態評估並改善歪斜體態，可以進一步改善身體的肌肉力量與平衡感，更能減少部分個案股骨頸部疲勞性骨折的風險。

7 歲	15 歲	42 歲	65 歲
無症狀	頸部疼痛	頸部腰部疼痛及胃酸逆流	腰部及膝蓋疼痛

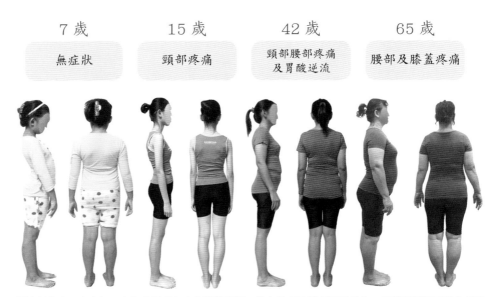

■圖左起兒童、青少年、中年人及老年人的體態歪斜，是在幼年時期就開始發生，經過長期累積產生各種身體不適症狀

案例 52 ─ 駝背與胸椎骨折有關?

74 歲老太太原本長期有做有氧運動和跳舞的習慣，過去喜歡在外結交朋友、參與各種舞蹈與太極活動，自覺身體健康良好。不料，3 年前她的兩側膝蓋開始疼痛，於是減少許多活動，並服用葡萄糖胺來改善膝蓋疼痛；1 年半前由於照顧長期行動不方便的先生，開始出現肩頸疼痛和緊繃問題，緊繃惡化到雙手無力，情況越來越嚴重，嘗試過針灸和按摩等方式都不見效，讓她感到生不如死。

在檢查老太太時，她有嚴重大角度的駝背，透過脊椎正面和側面 X 光片檢查，顯示她有多發的骨質疏鬆性骨折，包括胸椎第四、第五、第九、第十二節，以及腰椎第四節都有骨質疏鬆性及疲勞性骨折的雙重問題。

老太太合併骨質疏鬆性及疲勞性骨折，形成主因除了年紀大、骨質退化疏鬆，加上她原本就有駝背問題，骨盆前傾角度大，造成代償性胸椎後仰、上半身習慣性往前傾，頸椎代償性過度伸展（頸椎必須後仰才能抬頭往前看，使頸椎過度後仰而產生頸部肌肉痠痛問題）。此時每一塊四方形的胸椎椎體前端受到體重的壓力過大，而將椎體前方的部位壓扁形成骨折。

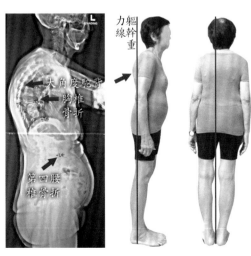

■老太太的體態和 X 光片同時顯示骨盆前傾與駝背，身體軀幹重力線偏移

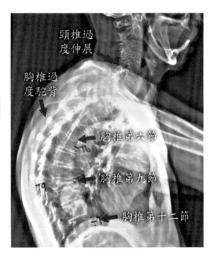

■老太太的骨盆前傾角度大，造成代償性胸椎後仰以及頸椎過度伸展

案例 53 —— 車禍術後持續腰痛

一名 72 歲老太太在就診前一年出過車禍，當時她坐在車子後座，身體發生激烈的前後撞擊，造成身體多處皮外傷以及腰部嚴重疼痛。經腰部 X 光片檢查，呈現腰椎第一和第三椎體壓迫性骨折（Compression Fracture, 註 12）。由於受傷後疼痛嚴重，骨科醫師做了椎體成形術（Vertebraplasey 骨水泥灌注），但是術後疼痛依舊。

檢查疼痛主因是骨折部位周圍肌肉韌帶等軟組織的發炎反應，遂建議老太太嘗試做脊椎調整，先改善腰椎骨折部位的肌肉韌帶發炎情形，之後再做體態調整，這樣可以不僅減輕局部疼痛，也能預防歪斜體態促使跌倒或再次骨折的風險。

軀幹重力線

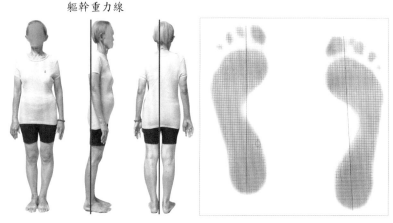

■老太太的體態和足態檢查皆為骨盆前傾、身體往右歪斜，重心落在右足部

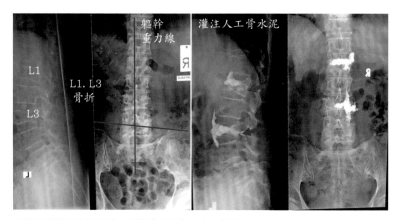

■兩處腰椎壓迫性骨折，經椎體成形術後疼痛依舊

認識疲勞性骨折

疲勞性骨折（Fatigue Fracture）又稱「壓力性骨折（Stress Fracture）」，在年輕人和老年人身上都可能發生。其基本原理和體態歪斜造成肌筋膜持續過度緊繃所引起的骨骼疲勞性骨折有關，不過不同年齡層發生的機制有些不同，年輕人的疲勞性骨折較常發生在體態不正加上激烈過度訓練的下肢，肌筋膜對骨頭長期過度拉扯而引起；老年人則是因為骨質疏鬆症加上體態歪斜所承受的重力負擔過度，造成對骨頭的雙重性影響。

運動風氣下常被忽視的骨折

近年運動風氣盛行，跑步、騎自行車、登山、健身和各種球類運動，成為大家平時熱衷的活動。這些運動需要不斷鍛鍊來增強體力和耐力，以應付更大的挑戰，然而許多人忽略了體態會影響下肢肌肉的應用。

如前面章節提及，人走路時的體態會影響行進過程中的步態。足部的走動過程包括旋後和旋前交替的足踝運動，而足踝關節運動是依靠小腿的肌肉在運作，這些附著骨頭上的肌肉在運動過程中，會有適當的收縮和放鬆過程。

身體各部位的肌肉韌帶都是附著在骨頭之上，而肌肉的兩端各附著在骨骼的近端和遠端上；當近端的肌肉收縮，可以把遠端的關節拉近。當下肢要承受身體不當的重量，例如下圖兩位年輕運動員的下肢肌肉，因為骨骼歪斜而需要額外的過度收縮或伸展，就會逐漸造成慢性緊繃疼痛的肌筋膜炎。如果他們過度訓練，在小腿脛骨和腓骨、大腿的股骨頭頸部等部位，就容易產生疲勞性骨折。

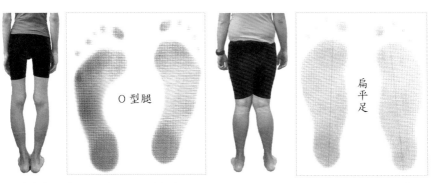

O 型腿

扁平足

■兩位年輕運動員分別有高弓足形成的 O 型腿（足踝關節過旋前）、扁平足形成 X 型腿（足踝關節過度旋後）

疲勞性骨折發生部位與原因

根據統計，疲勞性骨折常見的部位包括脛骨、腓骨及第二、第三、第四蹠骨。其中脛骨前端骨折最常發生在扁平足（足踝過度旋後）個案，而營養不良和生活習慣不佳（如肥胖、喝酒、抽煙），都是加重問題發生的因子。

疲勞性骨折是因為過度的壓力與重覆在不正確姿勢與體態下運動而造成。進一步解釋，正常的骨骼處於動態的新陳代謝狀態，持續地進行重塑與修復，然而過度壓力會讓處在平衡狀態的破骨細胞與造骨細胞失衡，修復速度趕不及破壞的速度，再加上肌肉在不正確姿態下過度伸展或收縮的壓力，讓骨骼結構內的骨小梁在不斷的細微破壞下，終於無法承受壓力而產生裂痕，引起骨膜及周邊軟組織的發炎疼痛。

也就是說，當足踝關節位置過度偏內（旋後）或過度偏外（旋前），引起附著在骨頭的肌肉長期過度緊繃，而骨頭承受長期機械性的拉扯和重量，引起骨頭疲乏而骨折。其症狀可以是發生部位緩慢漸進的疼痛和腫脹，此時如果加強鍛煉，或在持續惡化的情況下繼續運動，該部位會更加疼痛難受。

疲勞性骨折的診斷、預防與治療

診斷是否為疲勞性骨折可使用 X 光片影像檢查，不過，因為疲勞性骨折的表現是很細微的裂痕或骨膜增厚，透過 X 光片能看到徵兆的機會很低，大約只有 30％。所以針對一些需要強烈訓練的運動員，如果小腿和足部發生嚴重疼痛，雖然 X 光片正常，也需要嘗試休息或減少訓練，搭配固定複診，觀察疼痛改善的狀況。

部份個案一開始照 X 光片時沒有骨折跡象，但在兩個月之後回來複診，此時有可能出現類似骨折後的骨膜增生（Callus Formation）情況，間接呈現個案其實有疲勞性骨折發生。如果高度懷疑有疲勞性骨折，可以接受 MRI 核磁共振成像檢查，這項檢查對疲勞性骨折有 100％的敏感度，可以迅速診斷問題。

預防與治療上，首重減少運動的強度，或者暫時先休息一段時間，讓肌肉韌帶筋膜能夠放鬆；其次是要注重體態的調整，借助足弓腳正器來改善高

弓足、扁平足及兩側足部高低不平衡的狀態。當體態能透過調整而改善肌筋膜發炎問題，個案就可以重新循序漸進地做體能鍛鍊，改善疼痛症狀、預防未來骨折的風險。

從體態歪斜案例看骨折危機

案例 54 － 骨盆後傾導致骨質疏鬆＋疲勞性骨折＋壓迫性骨折

　　一名 68 歲女士 1 年前接受腰部疼痛檢查，發現有第三腰椎骨質疏鬆及壓迫性骨折，同時骨盆右高左低，使脊椎往右側歪斜，長久傾斜不只造成脊椎左右兩側失衡，也影響脊椎骨骼的承受力，造成第三腰椎有疲勞性、骨質疏鬆性及壓迫性的三重骨折。

　　透過體態側面照可見女士有骨盆後傾的問題，骨盆後傾造成股骨頸部形成後旋的角度。也就是說，原本上半身重量應該由軀幹重力線經過髖關節延伸到股骨頭，再經過股骨長骨均勻往下；但因為骨盆後傾，使重力線改為經過股骨頸部，這是許多婦女股骨頸部骨折的原因之一。

　　這類個案必須接受體態調整來改善偏差的身體力學軸線，讓體重正確地落在力學軸線上，如此不僅讓體態回復正常，也可以預防未來骨折發生。

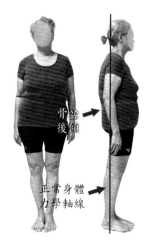
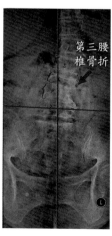
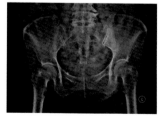

■女士的骨盆後傾，讓身體上半部的重量落在大腿股骨頸部，可以預測未來會有股骨頸部骨質疏鬆及疲勞性骨折的危機

案例 55 ── 多處痠痛症狀恐釀成骨折

　　針對因為身體多部位痠痛就診的個案，運用體態做疼痛問題的解釋會很有幫助。一名女士同時有頸部、腰部及膝蓋疼痛等肌筋膜炎問題，就診檢查看出體態歪斜左高右低，身體重心傾斜向右邊，導致右邊膝蓋提早退化疼痛；腰椎則有向右偏移以及骨盆前傾腰椎後傾弧度過大的雙重問題，同時引起腰椎退化骨刺。

　　追溯原因，女士的頸部疼痛其實是因為胸椎駝背、頸椎過度前屈所致。雖然她當時的疼痛是肌筋膜炎的症狀，但如果沒有做體態矯正，未來還會有骨骼退化性關節炎及神經壓迫等危險，更可能因為骨質疏鬆症及骨骼過度壓力產生腰椎和右邊股骨頸部的疲勞性骨折。

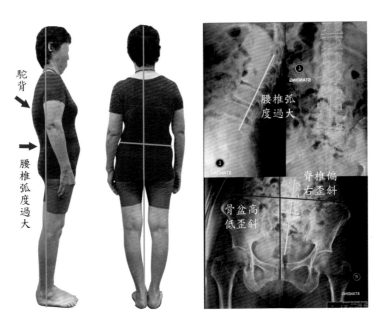

駝背

腰椎弧度過大

腰椎弧度過大

脊椎偏右歪斜

骨盆高低歪斜

■依照女士的體態與 X 光片檢查，可見體態歪斜是導致她同時有頸部、腰部及膝蓋疼痛等肌筋膜炎問題的關鍵

案例 56 ─ 腰痛不耐久站恐生骨刺、骨折

　　一名 64 歲男士有嚴重的骨盆歪斜及腰椎側彎，而他主訴腰部痠痛、不耐久站。調整體態不僅能幫助緩解他目前的疼痛，也可以預防未來骨骼磨損產生骨刺，減少骨質疏鬆與疲勞性骨折的機會。

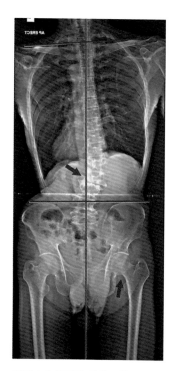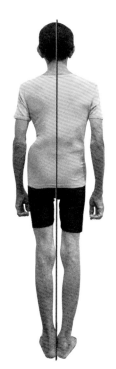

■男士有嚴重的骨盆歪斜及腰椎側彎，造成長期腰部痠痛、不耐久站。箭頭標示的部位都是因為歪斜後過度承受體重，容易在未來發生骨折的部位

案例 57 ── 調整腰椎嚴重側彎預防雙重骨折

　　七十多歲的老太太長期受嚴重的腰部痠痛影響日常生活。透過體態和 X 光片影像學檢查，可見她的骨盆歪斜、腰椎嚴重側彎。檢查後，老太太接受使用足弓腳正器做體態調整，調整目標是改善體態、減少身體疼痛，以及預防未來骨質疏鬆性及疲勞性雙重骨折危機。

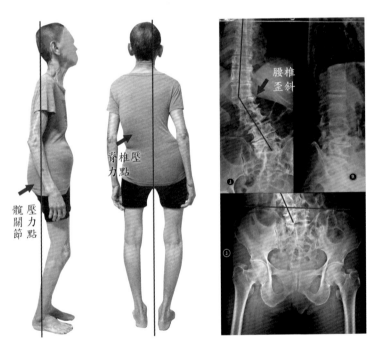

■老太太的體態和 X 光片檢查，可見骨盆歪斜、腰椎嚴重側彎；箭頭標示的部位都是因為歪斜後過度承受體重，容易在未來發生骨折的部位

案例 58 ─ 年輕時摔倒撞骨盆 老時膝蓋腰頸多處慢性痛

　　76 歲的老先生有膝蓋、腰部及頸部多處慢性疼痛問題，曾給骨科醫師評估不需要手術治療。之後轉至筆者診所就診，體態和 X 光片檢查都呈現上半身明顯往左側歪斜，分析是因為骨盆往右歪斜、腰椎歪斜向左。醫師推測是他年輕時摔倒撞擊到骨盆，才使骨盆和腰椎呈現反向歪斜，積年累月造成多處慢性疼痛。如果沒有儘早調整體態，箭頭標示的腰椎壓力點是預測未來容易發生疲勞性骨折的部位。

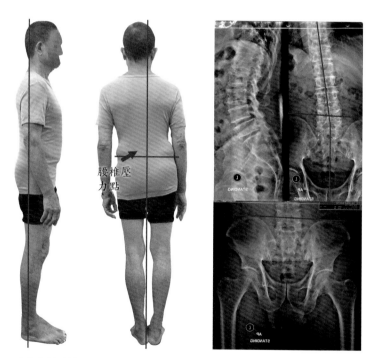

腰椎壓
力點

■老先生的體態和 X 光片影像檢查都呈現上半身明顯往左側歪斜，骨盆往右歪斜，腰椎反向歪斜向左邊。箭頭標示是預測未來容易發生疲勞性骨折的部位

案例 59 — 腰痛二十年 從胸到臀都是骨折風險點

　　74 歲的老太太已被腰部痠痛、無法久站問題困擾了二十多年。透過體態和 X 光片影像檢查發現，她有嚴重的脊椎側彎造成體態歪斜，骨盆和脊椎歪斜的角度一致，在腰椎形成一個很大的側彎角度。醫師預測老太太未來骨質疏鬆性骨折的風險位置，分別是在承受過多壓力的腰椎第一節、胸椎中間部位，以及右邊髖關節的股骨頸部。透過體態調整，除了改善體態，也可減少身體疼痛和預防骨折。

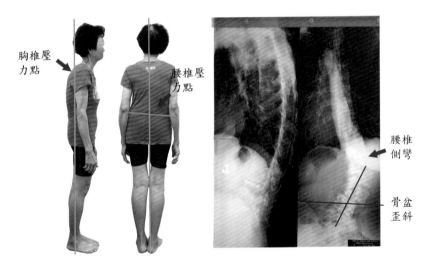

胸椎壓
力點

腰椎壓
力點

腰椎
側彎

骨盆
歪斜

■老太太的體態和 X 光片檢查呈現腰椎側彎形成一個很大的角度；預測骨質疏鬆性骨
　折的風險位置在腰椎第一節、胸椎中間部位和右邊髖關節的股骨頸部

骨折高危險群 — 腎臟病患者

慢性腎臟病與腎功能衰竭血液透析患者，是容易發生骨質疏鬆性及骨質代謝異常骨折的高危險群之一。其中重要機制是，慢性腎臟病患者的腎臟功能退化，造成體內礦物質與骨骼新陳代謝嚴重異常，稱作慢性腎臟病合併腎骨病變（Chronic Kidney Disease- Metabolic Bone Disease CKD-MBD）。

CKD-MBD 是指與腎臟功能退化引起的相關骨骼變化產生的疾病，它的特徵是同時有骨軟化症（Osteomalacia）的過低骨質轉化率和無動態骨病變（Adynamic Bone Disease）。腎骨病變牽涉到的體內器官包括腎臟、副甲狀腺、腸道以及骨頭之間的新陳代謝，所以腎臟病患者的骨骼質量變化，比一般的骨質疏鬆症更加複雜難控制。

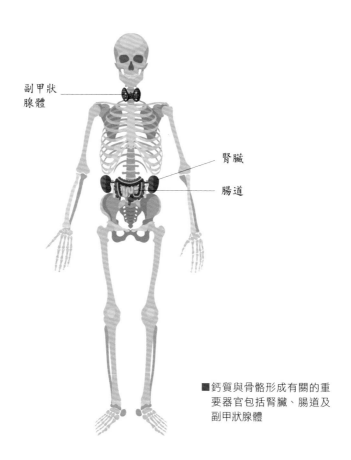

副甲狀
腺體

腎臟

腸道

■鈣質與骨骼形成有關的重
要器官包括腎臟、腸道及
副甲狀腺體

骨骼與鈣質吸收

　　骨骼的新陳代謝與血液中的鈣質濃度有很大的關聯性。鈣質除了是骨骼內的主要礦物質，也是肌肉神經系統的訊息傳導因子。如果血液中的鈣離子不足，會造成身體很多的肌肉神經症狀，包括肌肉痙攣、周邊神經系統的手指與腳趾麻木。嚴重的低血鈣症（Hypocalcaemia），可能導致支氣管痙攣、癲癇發作甚至呼吸暫停；也可能出現精神方面症狀，如煩躁不安、抑鬱及認知能力減退等。在心臟血管系統中，會影響心率傳導阻滯等心率失常，嚴重時出現心臟衰竭等不良反應。

　　血液內鈣離子降低時會刺激兩個器官，一是腎臟會分泌更多的維生素D來增加腸道吸收食物中的鈣質，其次是低血鈣會刺激副甲狀腺分泌副甲狀腺荷爾蒙（Para-thyroid Hormen，和甲狀腺 Thyroid Hormen 是兩個完全不同功能的荷爾蒙），分別會提升腸道對鈣和磷的吸收，也增加骨骼內鈣質的分解、以及腎臟對於鈣的再吸收。相反地，當血液內的鈣質過高，維生素D和副甲狀腺素都會被抑制，如此一來，腎臟和腸道對鈣質的吸收就會減少。體內對鈣質的吸收增加或減少，就是依靠這個荷爾蒙調節系統自行運轉。

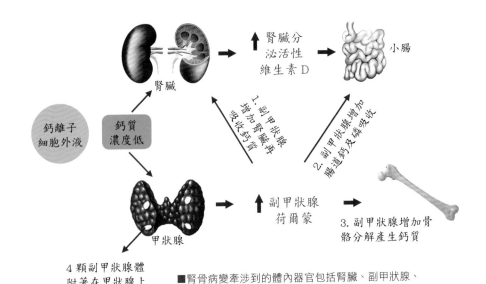

腎臟分泌活性維生素D　小腸

腎臟

鈣離子細胞外液　鈣質濃度低

1. 副甲狀腺增加腎臟再吸收鈣質

2. 副甲狀腺增加腸道鈣及磷吸收

副甲狀腺荷爾蒙

3. 副甲狀腺增加骨骼分解產生鈣質

甲狀腺

4 顆副甲狀腺體附著在甲狀腺上

■腎骨病變牽涉到的體內器官包括腎臟、副甲狀腺、腸道以及骨頭之間的新陳代謝

腎功能衰竭患者的維生素 D 和副甲狀腺素代謝障礙，會造成血液中鈣質與磷質的代謝平衡和調節混亂，也會使骨骼代謝異常。

究其原因，腎臟是生成活性維生素 D 的器官，腎臟功能退化將減少或停止分泌活性維生素 D。維生素 D 可以維持體內血液與骨質的鈣和磷代謝平衡，如果不足，將無法促進腸道的鈣質吸收、減少腎臟鈣質的再吸收，總體鈣質隨之降低；而過低的鈣質間接刺激副甲狀腺功能上升，進而增加腸道的鈣質和磷質吸收。所以腎臟病患者如果開始有過高的磷質，就必須補充鈣質及維生素 D，來壓制次發性副甲狀腺（次發性意為鈣質太低刺激副甲狀腺的原因），以避免過高的磷質堆積在骨骼，讓骨質變得易脆而造成骨折。

腎病引起骨骼病變的 4 大元素

總體來看，腎臟病引起的骨骼病變，主要是 4 個元素的新陳代謝異常引起，包括維生素 D、副甲狀腺素、鈣質及磷質的異常。

對於慢性腎臟功能退化的個案（大約從慢性腎臟病第三或四期開始），當血液有過高磷質值時，個案需要開始服用碳酸鈣（Calcium Carbonate，磷質螯合劑），在餐中服用，可以把來自蛋白質過多的磷質直接在腸道排出體外，同時也可提升體內鈣質濃度。所以慢性腎臟病第五期（末期腎衰竭）的患者，開始需要做血液透析，也就是一般所稱的「洗腎」時，都應規律驗血檢查這 4 種元素的數值穩定度。

需要注意的是，大部分腎臟病患者或做血液透析時，因為體內廢物堆積，會使身體疲累而降低活動量，然而缺乏運動會加速骨骼流失，這也成為洗腎患者容易骨折的重要因素。另一方面，洗腎患者即使在做血液透析，也無法完全排除體內廢物，包括鋁金屬（Aluminium）堆積在骨骼內，成為讓骨骼強度減弱的原因之一。

洗腎患者由於骨質代謝異常，不只提高了骨質疏鬆性骨折的風險，更容易因鈣磷調節失常導致動脈血管內堆積，引起血管阻塞，成為心臟病和腦中風的高危險群。

在治療上，須同時兼顧因慢性腎臟病導致礦物質與骨骼代謝異常的全身性疾病。腎臟科醫生會依照美國國家腎臟基金會所提出的準則，給予適當的治療及飲食上的調整，並做定期監測鈣、磷、維生素 D 及副甲狀腺素濃度，盡量維持在建議的目標值範圍內，以維持礦物質與骨骼代謝的平衡。

腎臟病患者在骨質疏鬆症的藥物治療上，由於使用的安全性仍未有一致性的結論，因此對慢性腎臟病患骨質疏鬆症藥物的治療，需要格外小心。

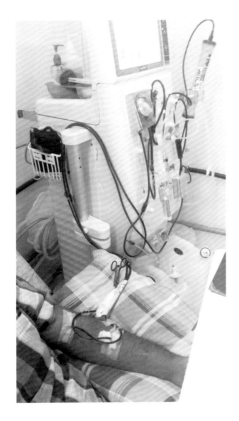

■做血液透析的腎臟病患者是骨質疏鬆性骨折的高危險群，也是經常被忽略需要定時做骨質疏鬆檢查的族群之一

預防骨折的關鍵

　　預防骨質疏鬆性骨折的困難點在於，目前醫療分科太細。骨質疏鬆症的診斷和治療主要分別落在新陳代謝科和骨科，兩者差別是骨折前看新陳代謝科，骨折後看骨科，前者是內科後者是外科。然而診治過程中銜接不足，患者往往拖到骨折了才到骨科做手術治療。其他容易遇到骨質疏鬆症患者的科別包括風濕免疫科、腎臟科，醫師會使用鈣質和維生素 D 來預防，但是缺乏在骨質疏鬆症早期轉介到新陳代謝科做更詳細的監測和治療。

　　前述內科藥物治療的目標，主要是在骨質的強化，而本節特別強調處理骨骼的保健，建議大家務必要養成關注體態平衡與健康的重要觀念。骨骼不佳引起骨質疏鬆症以及體態不佳造成疲勞性骨折，正反映出骨質疏鬆性骨折和疲勞性骨折的預防觀念應該平頭並進。兩類骨折會互相影響並使症狀惡化，無論是醫療人員或一般人都該重視。

　　因此，建議臨床上的醫療人員，除了關注骨質疏鬆問題，也應儘早注意個案的體態是否有嚴重歪斜，如果能夠提早做調整，就可以減少個案的骨折風險、手術、後續的生活照顧，以及開銷支出等多方面難題。

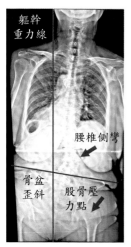
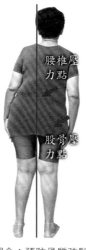

■骨骼與體態的合併治療觀念：預防骨質疏鬆症造成腰椎與股骨骨折，重點在改善腰椎和股骨壓力點可能引起的疲勞性骨折

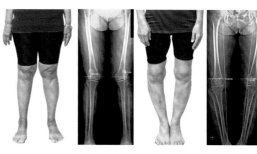

■骨骼與體態的合併治療觀念：左圖膝蓋內翻（X 型腿）或右圖膝蓋外翻（O 型腿）的個案，其體態和 X 光片都呈現了股骨偏離中心線，意謂髖關節的股骨頭也跟著偏移，恐增加股骨頸部磨損與疲勞性骨折的機會

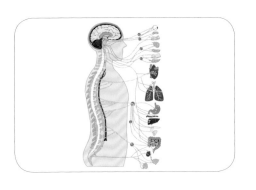

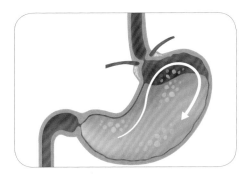

8

自律神經疾病與體態歪斜

相信大家都對「自律神經」這個名詞耳熟能詳，也略知自律神經失調會造成許多健康問題，然而若要深究影響健康的細節，多數人又了解不夠充足。

理解自律神經對身體健康的重要性，首先要清楚有哪些因素會造成自律神經失調。除了常見的環境和生活壓力之外，本章會介紹一些可以自我調整的外在因素，包括慢性食物敏感致免疫功能失調引起的自律神經失調，以及體態歪斜導致脊椎椎體的神經傳導異常。正因為這些因子有機會改善，相較於使用多種藥物或手術治療，這是值得思考納入輔助治療的一環。

8
認識自律神經

簡單來說，自律神經系統是一種身體意識，意即身體可透過自律神經自動運轉。理論上，我們的頭腦意識無法支配身體意識，包括各種內臟運作。例如心跳速率會自然隨著運動或休息而變快或放慢，但我們無法用頭腦的知覺來控制心跳的快慢，正因如此，我們從來不需要擔心睡覺時心臟會不跳動或不呼吸。相反地，受到嚴重腦傷之後的患者搶救回來後，頭腦意識雖然沒有恢復，但自律神經控制的身體意識仍能讓各部位內臟正常運作，於是成為俗稱的「植物人」狀態。

大腦的結構與功能

人類的大腦是一個整體的神經系統，可分成中樞神經系統（Central Nervous System, CNS）、週邊神經系統（Peripheral Nervous System, PNS）。中樞神經系統又可再細分成大腦和脊髓；週邊神經系統則可再細分成運動與感覺神經系統及自律神經系統。

大腦的結構可切分為左右腦，左腦主掌理性分析面，包括思考邏輯、語言、演算等；右腦負責感性創造面，例如藝術、直覺、靈感等。大腦皮質（Cerebral Cortex）可分4區：前額葉（Frontal Lobe）負責運動、語言表達、個人的時空概念；頂葉（Parietal Lobe）處理身體感官的訊息，包含觸覺、溫度等外在物理的刺激；枕葉（OcipitalLobe）接收並解釋視覺訊息；顳葉（Temporal Lobe）則是處理聽覺訊息，也與人類情緒及記憶的儲存有很大的關係。

腦部的結構

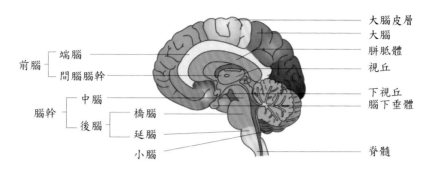

前腦
端腦
間腦腦幹

腦幹
中腦
橋腦
後腦
延腦
小腦

大腦皮層
大腦
胼胝體
視丘
下視丘
腦下垂體
脊髓

大腦皮質的四大區域分佈與功能

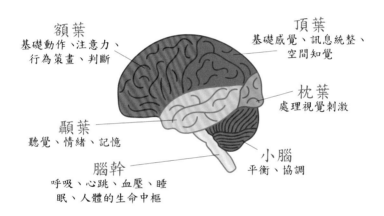

額葉
基礎動作、注意力、
行為策畫、判斷

頂葉
基礎感覺、訊息統整、
空間知覺

枕葉
處理視覺刺激

顳葉
聽覺、情緒、記憶

小腦
平衡、協調

腦幹
呼吸、心跳、血壓、睡
眠、人體的生命中樞

　　除了皮質，大腦內也有一些明顯不同的重要部位，且負責獨特的功能：

1. **小腦（Cerebellum）**：管理和維持身體的平衡，感受姿勢位置及協調動作的流暢性。

2. **視丘（Thalamus）**：整合與傳輸周邊傳遞來的感覺訊息與輸出的運動訊息。

3. **下視丘（Hypothalamus）**：控制身體內的血壓平衡調節、體溫調節、新陳代謝和性行為等，和自律神經系統的管控有直接關聯。

4. **邊緣系統（Limbic System）**：與情緒、學習、記憶有關係，主要包含兩個部位，杏仁核扁桃體（Amygdala，主掌情緒記憶、戰與逃、性行為）以及海馬迴（Hippocampus，空間記憶、短期及長期記憶）。

自律神經的源頭──三腦理論觀念

三重腦理論將大腦分為3個部分：本能腦（爬蟲類腦）、情緒腦和認知腦。這是人類在演化過程中在不同時期進化的腦部改變。在認識三腦理論之前，首先我們要了解，頭腦在演化過程中，人類之所以成為萬物之靈，是因為新皮質（Neocortex, 註13）的形成，它具備認知、辨認真偽、學習和分析等功能。

然而，原始的本能腦是讓我們的生存在危險時做「戰或逃」的選擇、傳宗接代（性事），及享受身體官能快樂感受，所以一般人會怠惰、喜歡享樂不愛工作，其實是本能腦的正常運作之一；只是人類透過教育，讓認知腦明白「今天要為明天儲糧」的未雨籌謀觀念。

• **本能腦**：像一般動物只注重生存的本能，本能腦具備了交感神經，可在危機產生時做「戰或逃」的決定；以及副交感神經，主掌放鬆與享樂（玩樂和美食）或繁衍後代的天性。在認知腦還沒有做出理性判斷之前，我們的本能腦就已經開始啟動反應和防衛機制，這也解釋了有些人很容易衝動、缺乏理智，或者在壓力之下比較容易做出錯誤的判斷。

• **情緒腦**：這個網狀結構儲存了生活中的點點滴滴情境和情節的經驗，可以迅速提供我們訊息，無論真假，都足以讓我們產生情緒感受，彷彿親歷其境（過去的經驗）。這也是「一朝被蛇咬，十年怕草繩」的運作機制。當身體接觸到草繩時，過去被蛇咬的情緒腦經驗會立刻知會本能腦有危險，要準備做逃走求生存的反應。

• **認知腦**：負責邏輯分析、信息處理、解決問題等，是屬於意識層面的。而自律神經系統就是身體意識（不經過意識層面的控制，例如植物人雖沒有知覺，但是身體器官功能仍可以持續運轉維持生命）或身體本能的作用。

三重腦的觀念是將本能腦經過情緒腦的記憶累積，再進化到認知腦的過程。其中本能腦的交感神經是準備「戰或逃」的關鍵，如果人持續處在壓力及情緒緊繃狀態，不論是真實狀況，或是因為受過傷害而使感受強度過大，

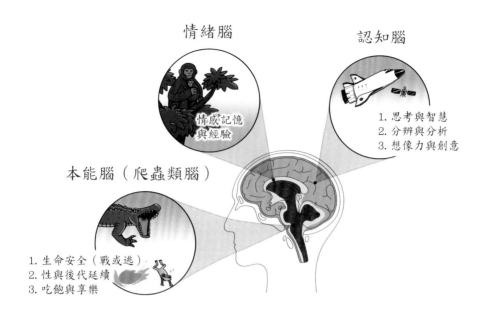

情緒腦

情感記憶
與經驗

認知腦

1. 思考與智慧
2. 分辨與分析
3. 想像力與創意

本能腦（爬蟲類腦）

1. 生命安全（戰或逃）
2. 性與後代延續
3. 吃飽與享樂

■三重腦理論把大腦分為本能腦、情緒腦與認知腦

都會一直提醒本能腦有危險訊息，使人不由自主產生害怕恐懼的生理反應和症狀。

雖然自律神經的位置是在本能腦自主運作，但和情緒腦也有連結，能讓人感受到情緒腦過去的經驗，當類似經驗發生時，情緒腦就會促使本能腦產生各種器官的生理反應（如緊張心跳加快、血壓上升、肌肉緊繃）。認知腦能夠適時理性分析評估，分辨出現在或是過去的經驗，而不至於讓身體一直被過去經驗和情緒影響著當下的生活。

舉個例子，一名五十多歲的中年婦女，年幼時曾在診所被緊緊捉住打針縫傷口，這個經驗讓她在成長之後，只要一走進診所或醫院，即便頭腦運作正常、沒有害怕的感受，但是測量血壓及心跳都會不正常的升高，相較之下，她在家裡的血壓和心跳檢測都完全在正常範圍。

前述例子就是所謂「一朝被蛇咬，十年怕草繩」。我們過去對於危機感已在本能腦裡刻下一個印記，當遇到相似的環境和人事物，會促使交感神經加強，不由自主的產生防衛的機轉來做自我保護。

自律神經的路徑會先因應外在環境刺激，製造出內臟器官的反應，這些

內臟器官的反應再傳送到大腦皮質的認知腦評估整合後，變成我們對外在世界的知覺。緊急反應的產生表示「交感神經系統」正在發揮作用，它是自律神經系統的一部分，而自律神經佈滿全身器官，它透過傳送訊息到身體各個器官、調整器官的活動，來配合環境的需求和身體反應。

這些神經聯繫到胃、腸、心臟、血管、汗腺和唾液腺等部位，引發我們出現胃痙攣、心跳加速、血壓升高、手腳冒冷汗、嘴巴乾澀等各種恐懼的徵兆。而當我們的認知腦了解事情真相之後，就會重新整合，安撫本能腦原本緊張的交感神經系統。

自律神經日夜的分工

自律神經又稱為「自主神經」，名副其實，它可以不經由意識的控制而自主維持內臟器官的運作。自律神經的功能主要是調控體內的平滑肌收縮與放鬆、內臟腺體分泌、體溫調節、瞳孔收縮與擴大，以及血壓和心率平衡等。

自律神經分為交感神經和副交感神經系統，都包含自發的運動和感覺路徑。自律神經系統可調節邊緣系統、下視丘及網狀系統連結的部位。來自這些部位的神經纖維經過脊椎，傳導到交感神經（T1-L2）、副交感（腦神經3,7,9,10）及 S2-S4 脊髓節。從右圖可清楚得知與各器官之間的傳導範圍。

為了維持人體日夜運作的平衡，自律神經系統白天和夜晚的時間分配各為 12 小時。但如果處在健康運作狀態下，理想的交感神經和副交感神經系統工作時間分配比例，應該是 8：16（小時）較符合生理作息。一般人日常生活的時間分配，約是白天 8 小時工作、8 小時的家庭生活吃飯娛樂及放鬆、8 小時的睡眠，這樣能夠讓身體自律神經維持在平衡狀態。

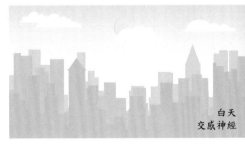

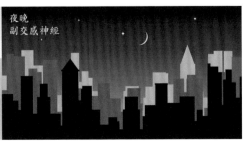

夜晚
副交感神經

白天
交感神經

自律神經系統

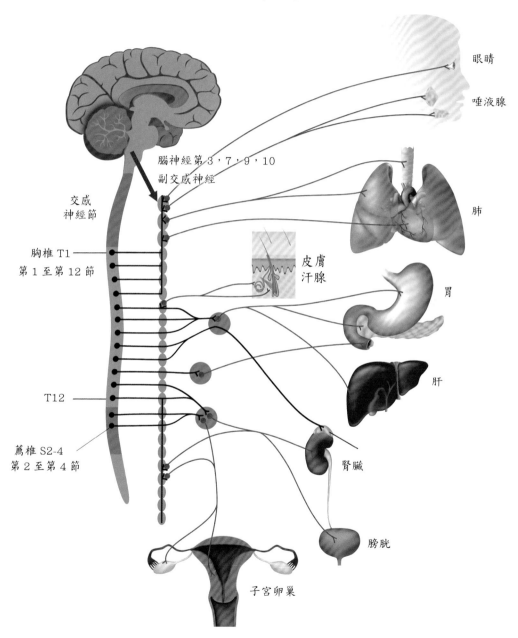

眼睛

唾液腺

腦神經第 3，7，9，10
副交感神經

肺

交感
神經節

胸椎 T1
第 1 至第 12 節

皮膚
汗腺

胃

肝

T12

腎臟

薦椎 S2-4
第 2 至第 4 節

膀胱

子宮卵巢

需要白天和夜晚時間分配的原因在於，交感神經系統在專注工作中的腦力或體力上會消耗能量，它需要副交感神經系統透過吸收營養補充能量，以及身體器官的休息和修復作用，才能夠保持體能和精神去做更多事情。

然而，現代社會多為小家庭與雙薪家庭，許多人必須兼顧多重身份，蠟燭兩頭燒，飲食不正常加上休息不足，常見因此造成自律神經失衡；而這也和失眠、腸胃問題及肌肉緊繃疼痛等困擾互為因果。

白天和夜晚的交感及副交感神經平衡，其實就是中醫的「陰陽調和」觀念。一般人在早上6點起床吃過早餐後，從早上8點到下午5點是上班時間，期間有1小時午休時間，所以交感神經在白天工作約8個小時。

要注意的是，交感神經運作能讓人專注在工作上，再加上工作環境的壓力讓情緒緊繃，所以在腦部或體力上的能量消耗是倍增的！尤其腦部的重量雖然僅約體重的2%，卻使用了全身約25%的能量。

交感神經在白天工作時間約8小時

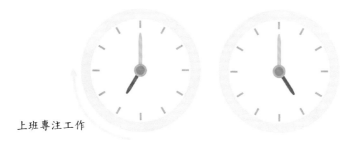

上班專注工作

副交感神經的放鬆休息與睡眠時間
約16小時

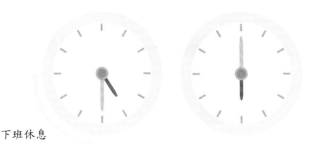

下班休息

　　副交感神經的作用是補充能量、修復身體腦部和內臟器官，當人在進食攝取營養時，副交感運作可協助胃腸有效地吸收營養，前提是必須在放鬆心情的狀態下，副交感支配的胃腸系統才能有效吸收營養和能量。

　　然而現代人生活緊湊、吃飯速度快，胃腸的消化分泌功能還沒準備好接受食物，可能就已經囫圇吞棗把食物塞進胃腸；或者一些人習慣邊吃飯邊玩手機或專注看訊息，進食反而變成次要事項。這些習慣都會使交感神經繼續作工，腸胃無法放鬆進食和消化，所以經常發生吃完飯後胃腸不消化、胃部脹氣的問題。

　　當夜晚睡眠時間，除了讓腦部得到充分休息，身體各部位內臟也需要做修復工作。不像機械和車子每隔一段時間才需要進廠維修，身體內臟每一天都在做修復和調整的作用，這也是身體能支持我們使用幾十年的原因。但如果睡眠品質差，不單會影響精神和體力，也會讓免疫功能下降，容易感冒或誘發嚴重疾病，人體更會加快老化及退化。

　　因此，調節自律神經最簡單的方式，就是工作時認真專注工作，休息時全神貫注地休息、吸收營養能量，讓頭腦和內臟器官都能做良好的修復。

自律神經失調的機制

　　自律神經失調在臨床上統稱為精神官能症，其實它不是一種病，只是一個複合式的身體各部位器官功能不平衡的狀態，由於身體不舒服會使人憂心忡忡，雖然出現多樣身體的徵兆，但是透過各種身體檢查卻沒有異常，所以在醫學上被稱做精神官能症。在現代社會人口擁擠、生活步調快速，工作和經濟壓力倍增的環境下，自律神經失調相當普遍常見，通常是因為過度焦慮緊張，導致各種生理不適症狀，包括失眠、焦慮、恐懼、憂鬱、腸胃不適及身體疼痛等。

• 自律神經失調的內、外在因素：自律神經失調引起精神官能症可分為內在和外在因素。內在因素是壓力引發內在情緒感受，以及過去的經驗造成現在生活的影響。其中，過去的經驗包括成長過程中的安全依附關係，這些無法被實際測量出數值的情緒，都儲存在情緒腦內。

外在因素則包括慢性食物敏感和體態歪斜引起脊髓的自律神經傳導異常。另一個常見的自律神經病變原因是糖尿病慢性發炎造成的慢性脫髓鞘性神經病變（註14），可能引起胃部蠕動功能受損、便秘與姿勢性低血壓等問題。會出現這些症狀，主因是自律神經失調間接影響到腸胃道的營養吸收、肝臟和腎臟的排毒功能、心臟血管的血壓及心律調控等。

• 自律神經的肌肉系統失調：人體的肌肉系統可分為3大類，平滑肌、骨骼肌、與心肌。其中心肌只存在於心臟，不受意志支配。骨骼肌包裹全身軀幹和四肢的骨骼肌肉，由運動神經控制，因為可以靠頭腦主動控制，又稱隨意肌。

平滑肌分布於各內臟器官和血管的管壁，由自律神經控制，又稱不隨意肌。當自律神經異常，特別是交感神經工作功能過度，會造成腸道和血管平滑肌因為不正常收縮和蠕動而引起的各種症狀。

腸道平滑肌可正常調節腸道的蠕動，如果腸道發炎或感染，造成腸道平滑肌過快蠕動，會引起痙攣疼痛。血管平滑肌則因應運動、姿態或情緒等影響產生收縮或放鬆，使血壓上升或下降；這也是情緒壓力過大時，血壓會不知不覺上升、心跳加快的原因。

體態歪斜與自律神經異常的關聯

　　自律神經系統除了供給內臟器官成長的訊息和營養，也提供副交感神經系統協助內臟吸收營養、睡眠時刻修復的作用。對於正值青春期快速發育的孩子，自律神經系統的正常運作格外重要，然而許多家長沒有發現孩子自律神經失調背後的重要因素 — 體態歪斜。

　　孩子在十多歲青春期的階段，除了身體長高和性功能發育之外，更重要的是內臟器官和血管等組織也在加速發育。如果在孩子的快速成長時期，家長沒有發現到身體已歪斜甚至有嚴重脊椎側彎，那這些孩子不只無法正常長高，歪斜的脊椎更會壓縮內臟發育空間，可能讓內臟發育不完全，也使脊椎的自律神經傳遞出現異常狀況。

　　然而，現在越來越多成人和孩子因為缺乏運動，或是習慣於不良的坐姿、站姿和走路步態，都會加重骨盆和脊椎的歪斜程度，引起自律神經失調症狀。一旦發現器官功能有問題，多數人會尋找相關專科醫師治療，卻忽略了找出並改善問題發生的根源，才是解決各種器官疾病和症狀的最佳方案。

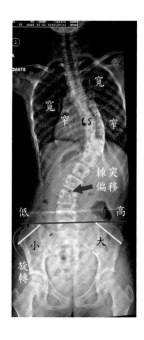
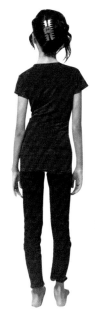

■脊椎側彎的 12 歲女孩飽受多年的胃病疼痛困擾。檢查胸椎發現她的兩側肋骨上下寬窄不同，代表肺部被壓迫、腹部內臟也出現壓迫及發育不完全的問題

體態歪斜與自律神經失調的內科病症

　　自律神經失調相關的臨床症狀多樣，且非典型症狀佔相當大的比例，使許多患者為了老問題重複看同一科別，一再診斷卻找不出根本的原因和解決之道。以下各類相關的內科疾病，值得醫界與民眾深入思考。

免疫功能失調

　　白血球是免疫系統的一部分，主要分為 5 個種類（註 15），其中嗜中性白血球（Neutrophil）和淋巴性白血球（Lymphocyte），分別是針對細菌和病毒感染的免疫白血球。在正常狀態下，嗜中性球與淋巴性球佔人類白血球的總數比例，約為 55-60％比 35-40％。兩者可分別反應細菌（Bacteria）或病毒（Virus）感染。因此，當有嚴重肺部細菌感染時，白血球數會飆升至兩萬以上（白血球數正常值約 4000-10,000 個／立方毫米），其中嗜中性球的百分比會飆升到 90％以上；相反的，在傷風感冒喉嚨發炎等病毒感染時，白血球數會上升至一萬多，淋巴性球隨之上升至 70-80％。

　　在自律神經系統中，交感神經和副交感神經失調展現在嗜中性球和淋巴球的不平衡上。如果情緒與壓力過大、交感神經過強時，嗜中性球會上升至 65-80％，相對淋巴球會大幅降低到 15％左右。

　　嗜中性球和淋巴球的數目及比例失衡代表自律神經失調的嚴重程度，也反映出自律神經失調的健康問題，例如高血壓、糖尿病的發生與此有關。其次，長期壓力或情緒失調，使抵抗傷風感冒病毒的淋巴球過低，也容易讓人經常感染到傷風感冒。而淋巴球的 B 細胞和 T 細胞，是體內偵測癌細胞功能的主要免疫白血球，間接預測長期自律神經失調確實會引起嚴重的健康問題。

■ 兩個案的數值分別呈現自律神經失調也會影響免疫功能，壓力過大會讓中性球過高、淋巴球過低，就容易感染到傷風感冒的病毒。

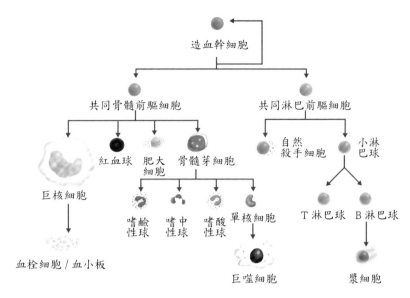

造血幹細胞

共同骨髓前驅細胞　　　　　共同淋巴前驅細胞

巨核細胞　　紅血球　肥大　骨髓芽細胞　　自然　　　小淋
　　　　　　　　　　細胞　　　　　　殺手細胞　　巴球

血栓細胞／血小板　　嗜鹼　嗜中　嗜酸　單核細胞　　T淋巴球　B淋巴球
　　　　　　　　　性球　性球　性球

　　　　　　　　　　　　　　巨噬細胞　　　　　　　漿細胞

■由骨髓製造出的各種血球，包括白血球、紅血球和血小板等

慢性腎臟病

　　現今慢性腎臟病患者惡化到腎臟衰竭、需要做血液透析的越來越多。其主因是自律神經失調的內在和外在因素。內在因素例如長期慢性工作壓力引起交感神經功能過強，使血管平滑肌緊繃造成血壓高、心律過快甚至失眠；如果個案肥胖、缺乏運動加上糖尿病，都成為影響腎臟發炎的因子。

　　外在因素一是慢性食物敏感引起自體免疫腎臟抗體，例如常見尿蛋白個案做腎臟穿刺切片檢查，診斷為 A 型免疫球蛋白腎病（IgA 腎病變）或 IgG 腎絲球腎臟炎，這類個案常見在五十歲左右可能惡化衰竭需要血液透析。同類情形也在紅斑性狼瘡（SLE）患者上可見，他們的腎臟切片檢查也呈現各種抗體或抗原抗體複合物產生的快速發炎，引起腎臟的功能退化。

　　其二是體態歪斜。當副交感神經在做內臟的修復工作時，因為傳遞到腎臟的神經訊息無法有效作用，導致對日常生活的各種不良影響，而引起腎臟功能退化。

　　注重腎臟健康的人們，應該多方面去思考腎臟退化的多重因素，例如臨床上會見到部分糖尿病患者在幾個常見被影響的器官，如心臟、腎臟或腦部

等發生問題，卻無法預知是哪一個器官先衰壞，有些先是心臟血管阻塞，有些先發生腎臟衰竭須做血液透析治療，而有些則先中風。這些都與各器官功能修復不良有關。

心血管疾病的自律神經失調

心血管疾病和體態歪斜引起的自律神經失調有很大的關聯。心臟肌肉（心肌）由來自自律神經的刺激滋養而發育成長。運動神經則支配著身體和四肢肌肉，所以一旦運動神經受到外傷，就會造成骨骼肌萎縮。另一方面，自律神經具有控制內臟腺體分泌以及平滑肌活動的神經信息傳遞等功能。因此，如果一個人在青春期發育過程中體態不正，使脊椎的上胸椎歪斜，會影響支配心肌和血管發育的自律神經系統（胸椎 1-4 節的交感神經）。

自律神經的交感和副交感神經系統，完全支配著心臟的心房、心室、心臟節律器（註16）、心血管發育，以及平滑肌的控制。因此可推測，如果在青春期發育時脊椎歪斜，會同時影響心肌及心臟節律器，致使發育不全。

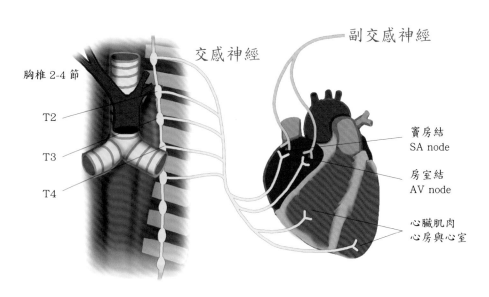

■整個心肌、血管和節律器都是由交感和副交感神經控制

如果心律不整，例如心房顫動（註17）患者，會有自覺的不舒服及疲累感，長久因為心律不整引起心房血栓，也可能成為引起腦中風的危險因子。但是由於原因不明，在臨床上是不容易治療的心律不整問題。早期治療心房顫動可能採用去顫器（Defibrillation）恢復正常心律，其次是服用 Wafarin 抗凝血劑預防血栓，針對中風的高危險群則可能需要考慮電燒手術。

在嘗試這麼多藥物或手術治療方式同時，不妨思考引發心臟節律異常的問題根源，是否可能是脊椎歪斜造成自律神經傳導異常所引起？或是慢性食物敏感引發自體免疫失調，而產生自體免疫抗體去攻擊自己的細胞、組織與器官，同時刺激心臟節律器而引發問題。針對問題根源，體態調整是較保守的治療選擇，可能會改善自律神經的神經傳導路徑。

胃食道逆流

胃食道逆流（Gastroesophageal Reflux）的症狀發生範圍擴及胃、食道、喉嚨、咽喉及口腔，在臨床上觀察發現，有許多患者也伴隨著食道咽喉的自律神經迴路到脊椎，引起心臟（心悸）和腦部（頭暈和焦慮情緒）的症狀。

胃食道逆流的發生率非常普遍，但是有許多患者沒有得到正確的診斷，主因胃食道逆流的臨床症狀可分為典型和非典型症狀，而非典型症狀佔了相當大的比例，使許多患者因為問題不明確而一再延遲診斷，幾經波折，最後才發現是胃食道逆流造成的各種問題。

• **胃和食道的結構差異：**食道的功能是食物的通道。吞嚥後的食物經過食道的蠕動，一擴一收的往下推到胃部，而食道和胃之間的括約肌感受到食物經過會自動打開，讓食物進入胃之後會自動收縮關閉（交感神經控制括約肌收縮；副交感神經控制括約肌放鬆）。食道的表面粘膜不像胃部會分泌一層粘液來防止胃酸直接侵蝕粘膜，所以胃酸逆流到食道時，會對食道產生刺激和腐蝕粘膜的作用，引起患者感受到灼熱感和痙攣，以及類似呼吸困難的錯覺。

胃部的功能主要有 4 種，分別是儲存食物、消化和吸收、分泌、防禦。胃部細胞可以分泌強酸來分解食物，某些胃壁細胞也會分泌黏液，讓胃可以避免胃酸的直接侵蝕，引起胃部潰瘍。

當食道和胃之間交接處的括約肌正常關閉，可以防止胃酸倒流到食道；但如果括約肌無法正常關閉，會導致胃液倒流到食道，引起食道異常收縮致胸悶、心悸等症狀，倒流的胃酸也同時造成食道的侵蝕發炎和潰瘍。

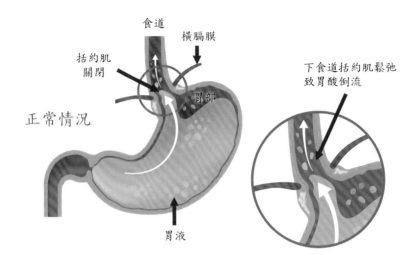

- **胃食道逆流的西醫診斷：**

1. **症狀觀察：** 分為典型和非典型症狀。典型症狀包括胃酸逆流、胸口灼熱、呼吸困難、胸口壓迫感。非典型症狀則分為結構（咽喉、氣管、聲帶等）刺激症狀與自律神經失調症狀。前者如慢性咳嗽、氣喘、咽喉炎、聲帶息肉、嘴巴乾燥、口水多、口腔牙齒酸軟、食道潰瘍或狹窄阻塞；後者有類似心臟症狀的心跳不規律、頭暈、手腳麻痺，類似呼吸道症狀的呼吸困難、呼吸過速症候群，類似情緒障礙的恐慌、害怕、焦慮、憂鬱。

2. **胃鏡檢查：** 由腸胃科醫師在患者麻醉下做胃鏡。部分患者有明顯的下食道部位發炎或潰瘍外觀，可以直接診斷為胃食道逆流引起；不過也有許多患者胃鏡檢查顯示胃部和食道都很正常，讓診斷陷入困難。胃鏡檢查除了能確定是否有潰瘍或惡性腫瘤病變，當檢測正常時，也可以嘗試適應症為胃酸逆流的藥物做症狀治療，如果有改善，可以思考是否為胃食道逆流問題。

3. **藥物治療：** 質子幫浦抑製劑（Proton Pump Inhibitor, PPI）是胃食道逆流患者首選且有明顯的療效的藥物，如果服用後症狀有迅速改善，也可以間接知道患者有胃酸逆流的問題。

4. **臨床分別診斷：**必需排除其他科別的相關疾病，包括心臟科、腸胃科、腦神經科、耳鼻喉科、精神科。許多患者因為初期的診斷不明確，長期被身體多部位的症狀折騰，所以各科，特別是心臟科和腦科檢查可以先排除心臟病、腦腫瘤等其他嚴重疾病的可能性，也能藉此解除患者的疑慮。舉一個常見例子，一般人如果遇頭暈，就以為是內耳功能障礙引起的耳水不平衡（註18）；而嚴重頭暈者會被醫師指示做腦部和內耳的 MRI 檢查，掃描正常就被歸類為耳水不平衡，長期服用止暈藥物。然而，不少這類患者在接受胃食道逆流藥物治療之後，頭暈症狀就獲得改善，這也是一種間接診斷，可推測患者可能是胃酸逆流引起的自律神經異常反應。

5. **鋇顯影劑吞嚥檢查：**食道與胃部的鋇顯影劑吞嚥檢查，透過讓患者吞下透明的顯影劑來觀查食道和胃部有無異常。吞下顯影劑之後，在 X 光下會呈現不透明的白色，這樣可以觀察到舌頭咽喉的吞嚥、食道的蠕動是否正常，以及在食道和胃部入口的括約肌可否讓食物順利進入胃部，也可以看到整個胃部的異常現象。最重要的是，由此可觀察是否有顯影劑隨著胃酸逆流到食道，證實有胃酸逆流的問題。

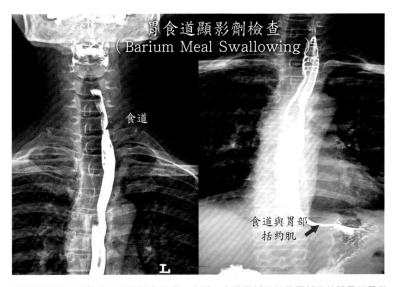

■鋇顯影劑吞嚥檢查，可以觀察咽喉、食道、食道胃括約肌及胃部的結構是否異常

•胃食道逆流的治療選擇：分為藥物治療與自律神經失調的脊椎調整。藥物治療主要是前文提及的質子幫浦抑製劑。自律神經失調的脊椎調整則針對胸椎中段（胸椎第5-8節）的自律神經，這段自律神經主要負責控制食道和胃部功能，如果體態歪斜造成胸椎部位不正，足以影響自律神經的傳導，引起食道和胃部的功能異常，遂引發胃食道逆流的問題和症狀。藉由脊椎調整和體態矯正方式，患者長期發作的各種問題也能獲得迅速改善。

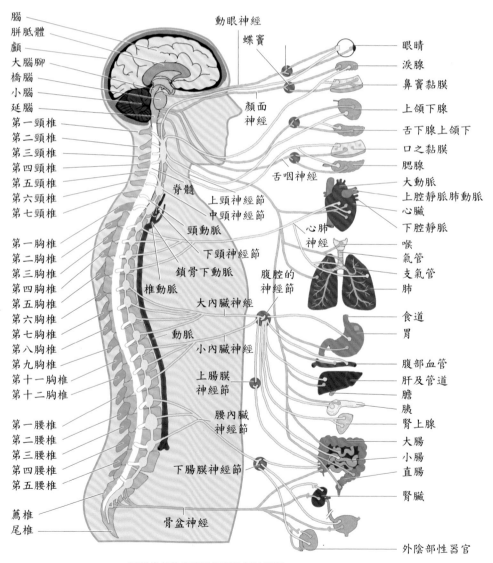

■脊椎各節自律神經所控制的器官

大腸激躁症

大腸激躁症簡稱為腸躁症，顧名思義是一種發生在大腸的功能性障礙，患者做大腸鏡或大腸顯影劑檢查，排除有腸道結構性問題（如大腸憩室炎）、腸癌等嚴重疾病後，才下診斷為腸躁症。

• 腸躁症的症狀： 腸躁症主要有腹絞痛、腹瀉、腸脹氣和便秘等 4 種特徵，但腸躁症表現多樣，症狀因人而異，有些人一日解細軟便 2-3 次，有些人解便前肚子痛得難受，有些則是便祕、腹瀉輪番發生。

「腸躁症」名稱隱喻著它是腸道的躁鬱症，類似精神科的躁鬱症由鬱期和躁期兩個極端的情緒精神狀況交替發作。大腸的躁症發作時，反應是過度活躍引起腹絞痛和腹瀉；當躁症下來、腸道憂鬱症發作，會使腸道不蠕動造成腸脹氣和便秘。臨床上發現，腸躁症患者大腸對於壓力的反應較大，當壓力來臨時，這些人的腸子就會開始鬧情緒。

• 自律神經失調如何影響腸躁症： 引發腸躁的原因明顯和自律神經失調有關。自律神經負責支配大腸蠕動時平滑肌收縮與放鬆、腸液分泌、血液循環等功能，因此自律神經失調容易影響大腸表現，導致各種排便異常現象。

現代人生活忙碌，每天經歷各種情緒和壓力的起伏，讓交感神經與副交感神經不規律地交替亢奮與壓抑。其中交感神經作用是在緊急狀況下，準備集中精神戰鬥或逃命，此時全身血液循環會輸送到腦部、身體及四肢的肌肉做戰與逃的準備，腸胃道的括約肌會收縮、血液循環也會減少。如本章一開始介紹的三重腦概念，雖然情緒緊繃沒有生命危險，但本能腦無法分辨情況的嚴重程度，只要感受到危機感，交感神經就會豎起打戰的紅旗動員身體應戰的系統，使交感神經過度亢奮，大腸的蠕動變慢、糞便滯留時間久，就會導致排便困難。副交感神經可促進腸胃蠕動，當副交感神經過度亢奮會使大腸蠕動加速，腸細胞來不急吸收糞便中的水分，就容易導致腹瀉。

許多人認為自己沒那麼緊張，不解為什麼有腸燥症症狀？其實是因為認知腦在調節我們的腦部中樞時，必需分辨危機感的嚴重度；但是本能腦急性子搶著出頭，會超越認知腦來處理身體的狀況，也出現「越幫越忙」的狀態。

腸道肛門的括約肌分為內括約肌和外括約肌，內括約肌是不隨意肌，無法用意識來控制；外括約則是可以被控制的隨意肌。

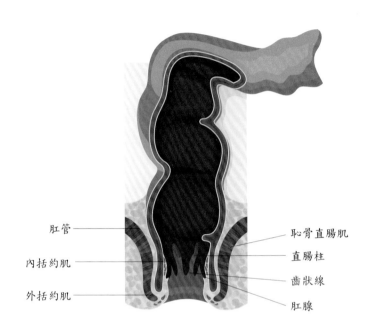

肛管
內括約肌
外括約肌

恥骨直腸肌
直腸柱
齒狀線
肛腺

在緊張、準備打戰時，交感神經緊繃抑制內括約肌放鬆，就會讓人雖然有便意，卻無法順利排便。例如某人在匆忙趕時間時，明明有便意，但經常只是放屁卻排不出糞便，坐在馬桶上等或腹部用力也無法擠出來，這是因為肛門的內括約肌無法放鬆。

臨床上不少腸躁患者從青少年時期就開始出現症狀，到中年時期症狀影響到日常作息和生活品質時，才不得已就醫。這意味著許多人的自律神經失調並非一朝一夕的問題，久而久之就會形成腸道的慣性。

• **腸躁症治療的面向：**由於大腸屬於腸胃道的一環，當出現腸躁症狀時，多數人第一個想法看腸胃科，其實應從自律神經調整著手才能治本！

目前西方醫學對於腸躁的治療，在排除有器質性問題（註19）之後，多數就是以症狀治療緩解不適。例如在腹瀉時給予適當止瀉劑，以減少排便次數、增加糞便硬度；便祕時開立軟便劑，以促進排便順暢；大腸絞痛則使用

肌肉鬆弛劑，以抑制腸道蠕動減少疼痛。事實上，腸躁症的本質是功能性疾病，並非結構性（器質性）疾病，治療應該從自律神經著手而非腸胃。

臨床上常碰到一些患者反覆接受大腸鏡、鋇顯影劑吞嚥檢查、腹部超音波，甚至使用腹部斷層掃描等檢驗，以排除大腸癌、胃潰瘍或胃癌等結構性病變，不但對病情治療無益，更加深患者心理層面的壓力，導致自律神經失調惡化、加重腸躁不適症狀。因為患者腸道症狀反覆發生沒有得到緩解，會陷入不安全感，即使醫師一再做檢查且結果沒問題，但患者仍會不由自主地尋求醫療，重覆檢查確認自己有沒有腫瘤等嚴重疾病。

另一個治療面像是針對食物敏感導致的腸躁症。臨床上可觀察到一些個案原本有嚴重的皮膚濕疹問題，透過「慢性食物敏感源檢測」可找出敏感源，例如常見的牛奶、雞蛋及黃豆類食品，這些食物通常不會讓人吃完立刻出現敏感症狀，但是長期（幾個月至幾年）吃這類食物，可能引發自體免疫失調。

如果控制並避免使用敏感食物約半年，同時修復腸道（使用麩醯胺酸 Glutamine 修復腸漏症的黏膜破損），皮膚濕疹通常會改善，腸躁症也隨之明顯好轉。慢性食物敏感引起的問題，可能是因為影響腸道造成腸漏症（註20），促使自體免疫作用在大腸產生症狀，或者是敏感產生的免疫反應影響到腦部的自律神經所引起。前述觀點可從不同面向來觀察部分臨床上無解的疾病，或許可提供無法根治的個案一絲希望。

自律神經失調個案的多樣症狀

案例 60 —— 失眠頭暈焦慮　原來是脊椎歪斜搞的鬼

34 歲的蔡先生已婚且有兩名子女，他從事網絡行銷工作，之前有嚴重的失眠、頭痛及頭暈、胃脹、胸口悶以及呼吸困難問題，就醫檢查過幾次，診斷結果都是恐慌症，所以過去三年多每天服用控制焦慮症和憂鬱症的藥物，才能勉強維持生活和工作。

蔡先生在某次因頭暈而赴筆者診所就診時，醫師檢查體態發現他有嚴重骨盆前傾，腰部和肩頸部承受很多壓力，肩膀左高右低歪斜，胸椎部位的歪斜形成自律神經傳導異常，引起胃部功能不良及肩頸部的肌肉緊繃，進而造成失眠和恐慌症狀。

醫師推測蔡先生的問題類似自律神經失調引起的胃食道逆流與頭暈，於是為他做脊椎調整手法，多種不適症狀有所改善。經醫師解釋這類問題可能是脊椎歪斜引起，並建議使用足弓腳正器來調整體態，而他也相當遵循醫囑，每天穿足墊慢慢走路約 80 分鐘。使用兩個多月後，以前身體的許多疼痛緊繃、失眠、焦慮和恐慌症狀都一一減輕。

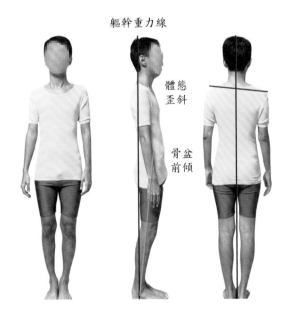

■蔡先生的體態側面照（中圖）有嚴重的骨盆前傾，身體的軀幹重力線原本應在腹部中間，卻移到腰部後方；背面照呈現肩膀左高右低的歪斜

案例 61 — 高足弓引發胃病、肩頸痠痛

　　一名 34 歲女子在中學時期就開始常有胃病、肩頸痠痛和頭痛困擾。經體態檢測發現，她的高足弓使身體左高右低，加上骨盆前傾，使骨盆在左右、前後及旋轉的三度空間立體面上不協調，形成上胸椎的駝背。在胸椎段的歪斜引起胃酸逆流，脊椎歪斜引起自律神經傳遞異常、肌筋膜緊繃疼痛等諸多問題。女子在使用足弓腳正器約兩個多月之後，原本的胃痛、胃酸逆流及失眠都有明顯改善。

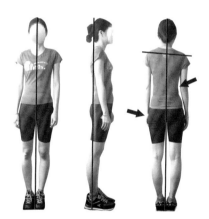
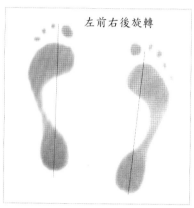

■女子的身體重心側向右邊，顯示右邊腰部弧度較大，隨著足部左前右後旋轉向右邊，上半身的骨盆也同樣旋轉，使左手在大腿前方、右手臂在大腿後方；側面照也顯示為骨盆過度前傾形成駝背

案例 62 — 憂鬱症徵兆起因身體歪斜

四十多歲的李女士過去幾個月經常發生胸口緊悶，用力吸氣胸口仍無法通暢，還不時伴隨心悸和頭暈。因為經常突發的頭暈，看了好幾位西醫和中醫，問題都得不到緩解，甚至在開車時突然胸悶、頭暈、心悸、全身麻痺，當下以為自己快死掉了，立即打電話向先生求救，並緊急送急診住院。

在 4 天住院期間，她做了一系列的心臟和腦部掃描檢查、胃鏡和驗血檢查，檢查結果都正常，醫師除了開立胃藥給她服用，也認為李女士的焦慮和恐慌情緒是憂鬱症的徵兆，建議家人帶她去精神科就診。後來，李女士在接受體態平衡檢測發現身體歪斜，並接受脊椎調整和體態矯正，她的症狀就獲得很好的改善。

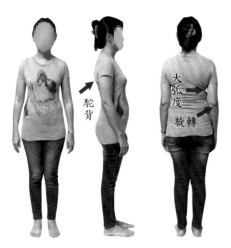 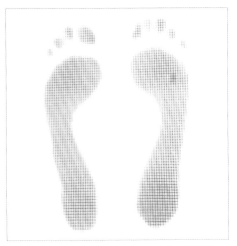

■李女士的體態左高右低（右邊腰部弧度較大），身體旋轉呈左前右後（右邊手肘在後）及胸椎駝背角度大，引起自律神經異常

案例 63 ─ 胃食道逆流聲音沙啞

51 歲的邱先生半年前開始聲音沙啞，同時胸口悶且不適，於是長期躲在家裡無法正常工作。經耳鼻喉科檢查發現，喉嚨聲帶左側長了一小粒肉瘤，手術切除化驗為良性肉芽組織（這是類似常見大姆趾甲溝炎引起的肉芽腫，需要手術切除才能恢復），診斷為胃食道逆流刺激喉嚨而引起。

不料邱先生在手術後 3 個月聲帶肉芽組織復發，醫師遂建議他嘗試連續 4 個月每天服用胃酸逆流抑制藥物。在服用藥物之後，增加胃食道括約肌的收縮及減少胃酸逆流，也降低胃酸對咽喉聲道的刺激，他的聲帶肉芽腫也不再復發。

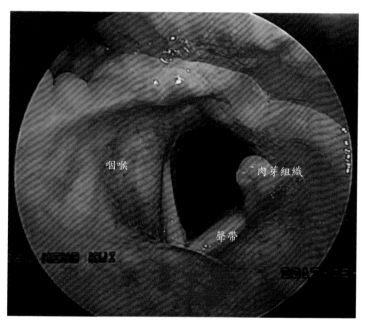

■邱先生的聲帶部位因長期胃酸刺激引起肉芽組織

案例 64 — 唉聲嘆氣原來是胃食道逆流

連小孩子都會有胃病嗎？答案是肯定的。8 歲的陳小弟弟由媽媽帶來看診，主訴活潑好動的孩子最近卻在家裡經常唉聲嘆氣，不時發出「唉唉」聲音，問他哪裡不舒服？陳小弟弟又說不出所以然。

在診間觀察陳小弟弟的呼吸方式是很用力地深深吸氣，之後「唉」的一聲長嘆氣，外觀似乎有呼吸不順暢情況。這種用力深呼吸的形態，現在常見發生於各年齡層男女老少身上，其實經常是因為自律神經失調引起胃酸逆流，食道被胃酸刺激收縮而產生胸口悶感，但常被誤認為是呼吸道問題。

陳媽媽得知後，很驚訝地問「小孩子也會有胃病嗎？」這個疑問的確常見於一般人。其實兒童一樣會有胃腸不適產生的症狀，只是如果能夠找到問題的根源，就能有比較好的解決方案。而陳小弟弟在服用胃乳之後，胃食道逆流造成的呼吸不順暢也恢復正常。

案例 65 — 慢性咳嗽原來是胃食道逆流

68 歲的張先生持續咳嗽近三個月，夜晚的咳嗽尤其嚴重，同時有喉嚨多痰和唾液、胸悶等問題。他輾轉就醫 5 次、服用藥物不見效，肺部 X 光檢查卻是正常。後來張先生在服用控制胃酸逆流的藥物後，咳嗽終於逐漸改善。

慢性咳嗽不癒，最常見的原因有咽喉感染，其次是氣喘，第三就是自律神經失調引起的胃食道逆流或鼻子敏感引起的鼻水倒流。其他可能性則要排除某些高血壓藥物（ACEI）的副作用及肺結核感染。

案例 66 ─ 恐慌症狀元凶是胃食道逆流？

　　一名 45 歲男士在十多年前曾發生慢性頭暈、呼吸困難和心悸，然而看過很多醫師都無法對症下藥。由於他的症狀都是不定時發作，讓患者產生恐懼，生怕自己一個人發作時四下無人能求救，久而久之，他漸漸無法外出開車和工作。家人嘗試著陪他到處求神問卜，做了不少神明的指示和西醫的治療，卻不了了之，最後轉介給精神科診斷為焦慮症和恐慌症，接受精神科藥物治療。雖然用藥後症狀緩和，可是身體不適感仍一直持續，無法斷根。

　　最近男士的呼吸困難和頭暈症狀再度重演，經體態平衡評估後，診斷是因為嚴重的胃食道逆流，造成胃食道燒灼感、引起胸口悶呼吸困難。因為他的胸椎錯位，影響到中段胸椎控制胃部的自律神經，造成食道和胃部間的括約肌無法自動開關，導致胃酸在胃部蠕動收縮時逆流，刺激食道痙攣而產生各種症狀，例如自律神經失調的心悸和頭暈。

　　男士在接受 AMCT 脊椎調整，配合使用足弓腳正器走路之後，體態獲得改善，長久無法根治的胸悶及恐慌症狀也緩解，讓他終於能重新走出家門。

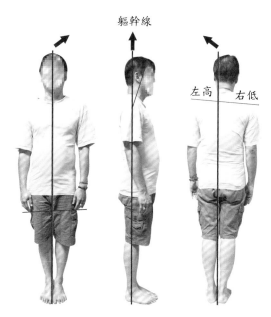

軀幹線

左高　　右低

■男士的體態傾斜向右，起因於左長右短的長短腳，使骨盆向右歪斜、胸椎錯位，中段胸椎控制胃部的自律神經也受影響

自我調節自律神經系統方法

　　一些自律神經失調症狀，可透過自我知覺、呼吸、運動及有意識地放慢生活步調而得到緩解。外在因素的體態歪斜及慢性食物敏感，則可以藉著檢查評估、做體態調整、敏感食物阻斷獲得改善。以下簡易的方式可在居家自我調節，慢慢緩解自律神經失調的惱人問題。

1. **腹式呼吸**：藉由腹式呼吸調節自律神經，是提升副交感神經作用的外在方法之一。建議一天早中晚各做 1 次，每次 5-10 分鐘即可。

2. **慢走搭配腹式呼吸**：可調節自律神經，達到放鬆交感神經與加強副交感神經的作用。

3. **有意識地放慢日常生活步調**：例如說話放慢速度、吃飯時好好感受食物的美味，抱著感恩的心，感謝自己的內臟能夠好好吸收營養、感謝大地與萬物提供我們的日常所需。

4. **調整歪斜的體態**：歪斜的體態會引起脊椎不正、神經系統傳遞障礙，而產生功能上的失調。透過調整讓體態回正，可使自律神經在內的脊椎神經系統順暢運作。

5. **避免慢性敏感食物**：許多人的身體對某些食物有慢性敏感（註 21）卻不自知，這成為目前醫學上缺乏關注的常見健康問題。因為慢性食物敏感並不像急性敏感會產生立即性的反應，人們也較少因此在飲食上注意或避免，但經常吃這些慢性敏感食物，會使腸胃重覆受刺激後，引起腸粘膜破損產生腸漏症；也會進一步引起免疫失調疾病，包括自體免疫疾病、自律神經失調等問題。慢性食物敏感個案可能因為長期處於受刺激狀態，使交感神經的防衛系統過度運作，造成自律神經失調。

自律神經檢測（HRV）

「自律神經失調」這個名稱在過去十年相當普遍，人們只要懷疑自己有符合自律神經失調的症狀，就可能會詢問醫師「需要做自律神經失調的檢測嗎？」

自律神經檢測即是檢查心臟的心率變異（Heart Rate Variability，簡稱HRV）。正常人的心率變異性是規律的，隨著運動或休息而變化；如果長期處於過度壓力或情緒焦慮狀態，會慢慢失去正常的變異性。

心率變異數值愈低，代表自律神經異常的交感神經過高，這在臨床預測上，未來罹患或死於心血管疾病的機率愈高，所以成為許多健檢中心在做全身體檢時常見的檢測項目。

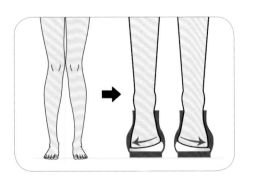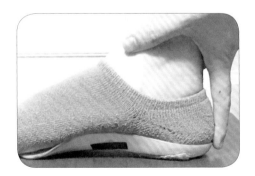

9

體態平衡的調整方式

第一至第八章林林總總分析在臨床上各
部位慢性疼痛的個案,可看出各年齡層
承受的慢性疼痛發炎與變形關節炎原
因,經常源自體態歪斜。然而,現今的
內外科分科相當細,各科間都以專注於
各自領域的專長為主。

其實,許多慢性疼痛個案可以透過物理
治療或是體態調整,改善肌筋膜的問
題、緩解疼痛。本章以實際調整與預防
方法做為全書總結,幫助一般大眾能進
一步選擇適合自己的解決之道。

9
動態調整三度空間的歪斜

　　一般而言，體態平衡的調整方法包括以動態調整、靜態調整，以及營養調整等方式，整合改善已發炎的肌肉韌帶筋膜。透過調整足態來改變體態，可以同時改善體態歪斜，以及歪斜引起各關節肌筋膜長期緊繃而產生的疼痛問題。在此介紹可同時調整足態和體態的工具，即客制化的「足弓腳正器」。

足弓腳正器的作用機制

　　在使用足弓腳正器之前，首先必須了解人體是在「立體三度空間」同時產生歪斜，包括左右歪斜、前後歪斜，以及旋轉性的歪斜。這是目前疼痛治療上沒有被關注到的狀況，但其實三度空間的歪斜幾乎發生在每一個人身上，差別只在不同程度歪斜會產生不同嚴重程度的臨床症狀和徵兆。而足弓腳正器顧名思義解釋了它的作用機制，就是調整人體三度空間同時存在的歪斜，以下是 3 種角度的調整：

1. **左右高低不平衡、X 型與 O 型腿的調整：**改善足踝關節角度，可調整扁平足、平底足的過度旋後（足跟外翻）及高弓足的過度旋前（足跟內翻）角度。一般民眾誤以為足弓墊只是把扁平足塌陷的位置提高，然而應該思考的是，相反的高足弓該怎麼改善呢？在一般情形下，足踝關節被調整後，往上延伸可以矯正膝蓋關節、髖關節、腰椎及頸椎關節的疼痛問題，也能同時改善骨盆左右高低不平衡形成的脊椎側彎。

2. **前後角度的調整：**足弓腳正器特別設計前後兩個弧度，第一個弧度提升橫弓、第二個弧度讓身體重心回到足跟。設計用意是將足前方與骨盆前傾的角度，藉由腳正器的弧度，把身體重心從前傾到足部前方，調整回足後跟部位；同時重新建立前足塌陷的橫弓，並改善拇趾外翻等問題。前述問題

是骨盆前傾個案腰痠以及駝背個案肩頸背痛的根源，調整後，可以同時改善骨盆前傾引起的腰痠與駝背困擾。

3. **旋轉角度的調整：**藉由足弓腳正器維持內縱弓和外縱弓，可以改善外八或內八，以及過度往右或往左邊轉動的足部。除了調整內八和外八，常見脊椎側彎個案的單側肩胛骨後突，主因就是足部旋轉帶動骨盆及肩胛骨一致性的旋轉而成，因此也能間接改善肩胛骨後突情形。

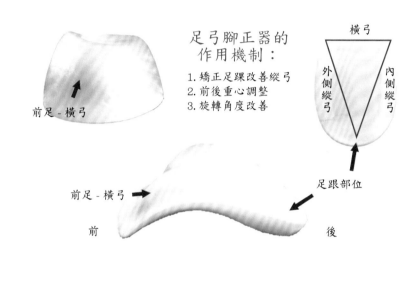

足弓腳正器的
作用機制：
1. 矯正足踝改善縱弓
2. 前後重心調整
3. 旋轉角度改善

前足-橫弓

橫弓

外側縱弓　內側縱弓

足跟部位

前足-橫弓

前　　　　　　後

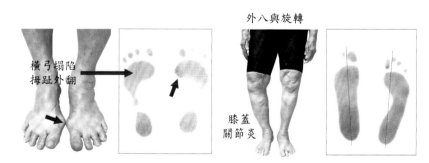

外八與旋轉

橫弓塌陷
拇趾外翻

膝蓋
關節炎

■左圖：足弓腳正器調整前後角度，使橫弓提升、改善足前方橫弓塌陷引起的拇趾外翻，把足部重心往後調整至足跟／右圖：借助足弓腳正器維持兩側內外縱弓，調整足踝關節歪斜（平底足、高弓足）和旋轉角度（外八形成 O 型腿、內八形成 X 型腿）問題

體態、姿態、步態、足態歪斜的日常預防方法

　　雖然足弓腳正器能改善許多患者身體不同部位或關節疼痛的症狀，但使用後體態依然無法完全恢復正常的原因，其一是體態或脊椎歪斜角度過大；其二是個案使用足弓腳正器的時間有限；第三是個人日常生活中身體歪斜的慣性，讓他無論處在坐姿、睡姿，身體依然會慣性偏斜。所以在調整體態同時，也必須注意姿態和步態。

　　姿態上需要多注意的包括：盡量坐硬板凳維持良好姿態，避免坐在沙發養成不良姿態；打電腦或滑手機時盡量放在桌子上使用，可避免慣性歪斜或東倒西歪在沙發上。因為身體很容易適應和習慣歪斜，使慣性姿態和體態歪斜相互影響。

　　步態的改變上，個案應注意端正地走路時，每一個步伐盡量避免隨意外八或內八，並讓足跟到足部前方的大拇趾與第二腳趾之間，呈現前後一直線。如果有往外或往內偏移傾向，就要懷疑自己是外八或內八。

　　足態歪斜的形成包括平底足、左右兩側足部不同高低、外八或內八、前傾，以及同樣偏右或偏左的旋轉角度等，這些問題都和自幼穿著拖鞋有關。建議孩童應該少穿拖鞋，以避免使身體重心移到前足，造成骨盆前傾引起腰痠背痛。一般在正常站立時，身體的重心應該落在足跟，但無論小孩或大人穿夾角拖時，會在無意識下用前足的大拇趾和第二根腳趾夾住拖鞋，免得在抬起腳往前走時讓鞋子飛走。這個無意識的小動作，將漸漸使走路時足跟的重心往前足移動，進一步導致前述問題。

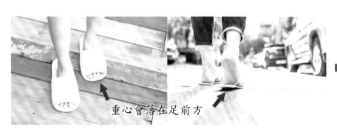

重心會落在足前方

■任何年紀的人穿拖鞋，
都容易造成身體重心往
足部前端移動

足弓墊如何選擇？

市面上的功能性鞋墊琳瑯滿目，應該如何選擇？有需求的一般民眾常會為此困惑，卻總是找不出合適答案，如果這時醫療人員本身多了解足部立體三度空間的調整，就能協助個案做良好的評估，對他們有很大的幫助。

坊間鞋墊的主要種類

目前坊間鞋墊主要的種類包括矽膠止痛墊、減壓墊，以及外形類似的矯正墊。矽膠止痛墊（Silicon）一般使用在足底筋膜炎患者上，它無法發揮功效的原因是，足底疼痛是來自小腿腓腸肌到足底部位的筋膜發炎所引起。減壓墊則只能針對輕微個案，減少足部內側縱弓塌陷後引起的疼痛，但無法達到矯正作用。

檢查足弓墊的 3 大重點

坊間許多外形類似的足弓墊雖然都號稱是客製化，選擇時必須審查是否有真正的調整矯正功能。矯正的作用並非在中間突出的足弓部位，最重要的是足弓墊應該能夠調整「足踝關節」旋前及旋後的平衡（詳見第二章內容），改善足部的前後及旋轉角度。 然而，如果你選擇的足弓墊只有一個外形，要改善足弓可能不足，因為沒有顧及到真實個案在立體面上所需的調整，個案就無法在足態和體態上同時得到很好的改善。以下是一般民眾可觀察足弓墊差異的地方：

1. **過往治療個案的數據：**具有調整作用的足弓墊，踩上去後可以檢查兩邊的骨盆是否有等齊，由於骨盆是脊椎的地基，骨盆一旦不正，脊椎必然歪斜。同時可以請廠商提供使用足弓墊前後同一個案在體態上的改變，依此可得知是否具有功效。

2. **支撐度與彈性：**由於足弓墊承載著全身的重量，它的支撐度及彈性是一個重要指標，因為支撐度不足，很快會隨著每天的使用、重量的壓力，使其支撐度越來越差、足弓墊變形，降低了原本該有的調整效果。人類在行走過程中，足弓墊要有彈性才能達到避震效果，若使用的足弓墊沒有彈性

或是彈性不足，就只剩支撐與減輕足底壓力的作用；或者也可能因為過度減壓，身體出現平衡及代償機制，衍生出更多身體為了平衡而導致肌筋膜不平衡的問題出現。

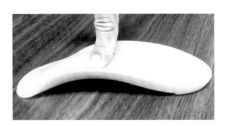

■足弓腳正器運用足弓的韌度來支撐體重及
調整足態，達到矯正體態的作用

3. **恆定穩固性：** 使用足弓墊的正確方法，是藉由矯正足態來調整全身體態。因此在長時間使用過程中，恆定穩固性是很重要的關鍵。足踝關節的穩定及後腳跟跟骨的不動性式設計，是足弓墊調整體態功效上很重要的環節。在選擇當下，可以如下圖將足弓墊放在平面上，用兩根手指頭在足弓墊後跟骨，位置左右擺動。若足弓墊會搖晃，它放在鞋內必然會搖晃，這樣就無法達到調整效果了。

牽一髮而動全身，前述問題跟足弓墊矯正功能設計有很大的關係，如果足底壓力一個支點不正確，上半身就會全部偏位，所謂「下樑不正上樑歪」指的正是如此！

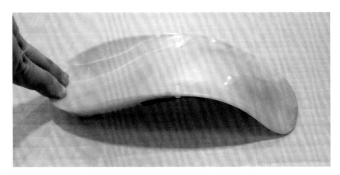

■將足弓墊放在平面上，兩根手指頭放在足弓墊後跟骨位置左右擺動，
可測試足弓墊的恆定穩固性

總歸而言，優良的足弓腳正器必須具備韌性及足跟穩定度、可以長期支撐身體重量，一踩上去不會有太軟要扁掉的感覺，才有矯正足態的功效。所以在設計客制化的足弓腳正器時，也需要計算個案的身體重量，才能夠讓足弓腳正器準確地持續負荷身體重量。

選擇足弓腳正器時還要考慮材質須具備足夠韌度支撐身體重量。一般足墊即使可以承擔體重一段時間，但受長期負荷也會慢慢扁掉，所以足弓部位需要具可塑性的材質，才能定期透過浸泡熱水，讓足弓墊恢復原有的支撐度。

足弓矯正的關鍵部位

扁平足與高弓足兩者問題的機制相當，扁平足容易往足踝內側扭傷，高弓足容易往足踝外側扭傷，原因是扁平足過度旋後，高弓足過度旋前，足踝關節失去在正中的柔軟度而容易扭傷。

由此可知，其實足弓矯正的關鍵不是在足底，而是在足踝關節。矯正目的是恢復足踝關節的柔軟度，改善足部走路過程中旋前與旋後動作的平衡，自然能夠把足弓調整回來。值得探討的是，據 2013 年發表於美國醫學會期刊 (JAMA) 一項研究指出，使用如下圖在外側做契狀突起的足墊來治療老年人 O 型腿膝蓋退化關節炎，結果效果不佳，所以認定足墊沒有效。該研究在設計上的誤差是因為，研究將 O 型腿單純視為足跟內翻或是足部過度旋前造成，忽略了足踝關節在走路過程做旋前與旋後時的柔軟度。

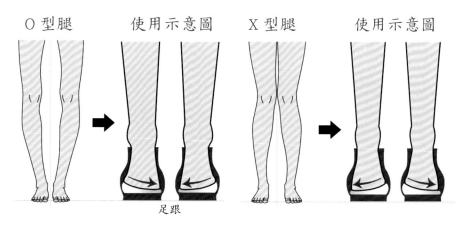

O 型腿　　　使用示意圖　　　X 型腿　　　使用示意圖

足跟

■國外研究在外側做契狀突起的足墊，治療老年人 O 型腿膝蓋退化關節炎的效果不佳

足弓腳正器的正確使用技巧

　　即便是適合的工具，也要搭配適當的用法、好的保存方式，並注意可能有危險之虞的情況，才能讓工具的效益發揮到極致。足弓腳正器也是相同的概念，依照以下正確使用技巧，足弓腳正器才能在對體態調整發揮到最大的改善效果。

建議搭配的鞋子

　　使用足弓腳正器時，最好的搭配選擇以慢走鞋為主，也可以置放在皮鞋內。鞋的選擇重點包括鞋頭要夠寬，鞋內原本的軟墊可以取出；鞋底要夠硬且平，以利支撐起足弓墊；鞋子後跟夠高與穩，必須能包覆腳跟，不易搖晃。

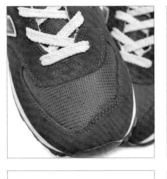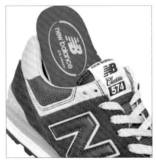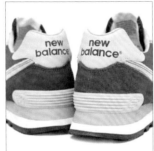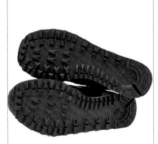

■硬底慢走鞋是足弓腳正器最佳的搭配用鞋

無論小孩或大人，選擇要置放足弓腳正器的鞋子時，務必要避免使用鞋底太軟的運動鞋或皮鞋。下圖顯示各種可以輕易拗扭的鞋底都應該避免，這些外表看起來舒適柔軟的鞋子，其實反而容易傷害身體，成為造成身體歪斜的原因之一。

鞋子過軟、鞋子會旋轉

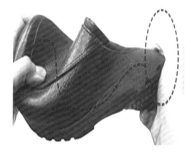

鞋頭太窄

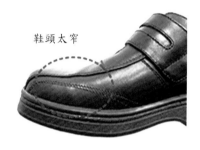

鞋子過大
不能超過
1指幅

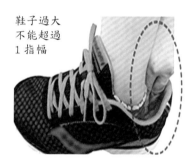

只有鬆緊帶，
無鞋帶或黏扣帶
無法穩固包覆

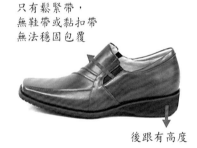

後跟有高度

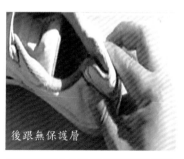

後跟無保護層

鞋底空心

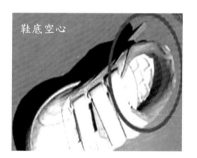

■各種不適合放置足弓腳正器的情況

足弓腳正器置放在鞋裡的位置

　　每雙鞋的設計概念不同，放入足弓腳正器時，足墊必須離開最後的鞋跟約1公分距離，因為這才是站立時足部該放置的位置；可參考以下示範圖中足墊放在鞋內的位置。

　　要提醒的是，穿脫鞋子時必須鬆開鞋帶，才能夠避免把足弓腳正器往後推，並固定約每星期檢查一次足墊在鞋內的位置是否正確。

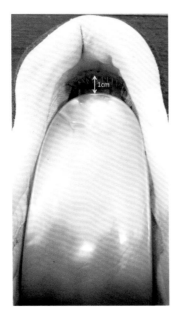

■足弓腳正器必須放在鞋子跟部約1公分的距離

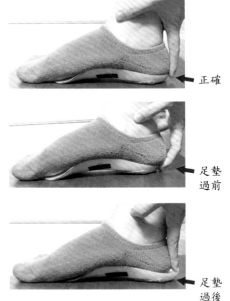

正確

足墊過前

足墊過後

■上圖：足墊接觸到足底的部位，這在鞋內距鞋跟不到1公分／中圖：顯示足墊太往前會頂到足部／下圖：如果足墊移動到鞋跟最底部，就會在站立時和足底保持一個距離。中、下圖並非在正確調整足態的位置

何時該避免穿足弓腳正器

• 運動時：只建議在慢走時使用，走路過程中可以輕柔地調整足踝關節的角度，但是在做運動或跑步時，足弓腳正器對足部產生的硬度會相對增加，反而會傷害足底。

• 懷孕3個月以上：懷孕後期的孕婦骨盆會打開，讓嬰兒頭部可以進入骨盆，才能夠順利生產。如果在懷孕後期使用足弓腳正器，會限制後期胎兒頭部進入骨盆腔；原本有使用足弓腳正器調整腰痠背痛問題的婦女，在骨盆腔打開的生產過程中，會讓髖關節外翻。因此，生產後應盡快使用足弓腳正器走路，持續每天穿著走路1小時，加上膝蓋綁帶，可以讓骨盆腔有效收縮、改善髖關節的外擴角度，並改善臀部及大腿外擴引起的梨型臀部。

• 穿拖鞋、涼鞋時：足弓腳正器適合的鞋款已在上述提及，在這要提醒的是，沒有穿上足弓腳正器時，隨意穿拖鞋有可能因為人體工學的設計不良，加上缺少運動、肌力不足，導致身體歪斜，進而引起肌筋膜發炎、疼痛。如果又想方便涼快又要求足部健康，建議使用具有足弓、後腳跟、包覆性好的涼鞋。

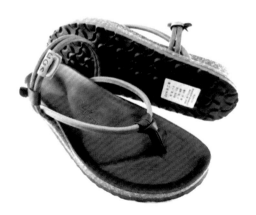

■想追求透氣涼爽，應選擇具有足弓、後腳跟、
包覆性好的涼鞋

結語：全人治療的觀念

如何提升全人照護的觀念，避免當前「頭痛醫頭，腳痛醫腳」的醫療陋習？由於現代醫療過於依靠先進的儀器來診斷患者，如果醫療人員在養成過程中以機器做為診斷主要手段，可能使患者花了很多費用，卻不一定得到相對的醫療品質。

針對疼痛個案，如何避免過度的儀器檢查？或許回到醫療最初的臨床「觀察、問診和身體檢查」，提前預防並評估每一名個案已經發生或是可能即將發生的問題。不單只依靠影像檢查，患者就有機會避免不必要的手術治療，或是因為影像檢查找不出問題而沒得到正確診斷治療的機會。

知道問題的源頭而後才能解決問題！冀望本書的問世，可以帶給人們對於自己與家人的身體健康多一點看見與體會。

廣習所知的領域相信大家比較容易接受，而突破未知的領域一直都是我們努力的目標。將「預防勝於治療」的觀念向下扎根，才是我們極力去推動的方向。唯有如此，才能提升生活的質量、降低醫療資源浪費、提升國民生產力，更強化國人競爭力。

最後，祝福有緣的讀者們，在人生的道路上，身體健康、平安吉祥！

附錄：
名詞註解

註 1： 後天平底足

台灣大多將足弓分為三類（扁平足、正常足、高弓足），較少有「平底足」之說，甚至大部分後天平底足會被誤認為扁平足。然而歐美國家已有專門醫治足部問題的「足科（Podiatry）」，筆者根據足科分類以及全人治療觀念，指出「扁平足」和「平底足」的兩個差異：

1. 先天性扁平足是家族遺傳，所以外觀或足態檢查呈現「足弓完全塌陷」，測量足態的特徵是合併足弓扁平及舟狀骨塌陷。

2. 平底足是足弓後天在成長過程中沒有足夠的外在活動刺激，而形成不良的足態。例如穿過軟的鞋子、缺乏赤腳在戶外跑動刺激足弓的發育，所以足弓的縱向韌帶雖然低下，但沒有舟狀骨的塌陷。

以筆者臨床經驗，兩者在使用有效的足弓腳正器後，大部分都可獲得很好的改善。這顛覆了目前醫療認知上「扁平足無法改變」的思維。

註 2： 結構性長短腳

也可稱「解剖性長短腳」。形成原因可能是先天解剖構造上的差異（少見），或是後天外傷骨折、疾病（小兒麻痺）、手術（骨癌切除部分骨頭）造成下肢骨頭結構上的長短差異。這種因為是結構上的差異，矯正效果通常不佳。

註 3： 足弓腳正器

足弓腳正器的特點與一般市面上的足墊不同，其最重要的作用是：

1. 左右高度及 X 型、O 型腿的調整：藉由調整「足踝關節」的角度，進一步改善扁平足、平底足和高弓足的旋後（足跟外翻）及旋前（足跟內翻）角度。要提醒的是，許多人誤以為足弓墊的功用是把扁平足塌陷的位置提高，但試想這樣怎麼能夠改善高弓足的問題呢？

2. 前後角度的調整：藉由足弓矯正器將身體重心由前方調整到足後跟部位，同時建立前足塌陷的橫弓，改善拇趾外翻問題。

3. 旋轉角度的調整：藉由足弓腳正器內外縱弓的維持，改善外八或內八腳，

以及往右或往左邊轉動的足部。除了可調整內八和外八，脊椎側彎個案的一側肩胛骨後突，就是因為足部旋轉帶動骨盆及肩胛骨一致性旋轉而成，因此也可改善脊椎側彎情形。

本書一再提醒讀者，足踝關節不正（腳跟歪斜）是體態歪斜的源頭，希望藉此改變一般人以為足墊功用只調整足弓部位的觀念；而矯正體態必需由足踝關節做起， 足態檢測上足弓的改善，即是調整足踝關節之後呈現的表象。這個觀念也是本書的核心。

註4：膝蓋反弓

當身體的骨盆部位前傾時，膝蓋會產生代償性（相反方向）向後彎曲，來取得下肢的平衡。當膝蓋反弓時，膝蓋前方的股四頭肌會長期縮短，後方的股二頭肌會過度伸展，讓膝蓋前、後側的肌肉長期慣性處在不穩定狀態。

註5： 拮抗作用

Agonist-Antagonist Effect，指一種物質的效應被另一種物質所阻抑的現象，可用於藥物之間或代謝物之間的阻抑作用；本書應用在手前臂彎曲收縮的肱二頭肌和伸展的肱三頭肌，是兩個交互相反方向作用的肌肉。

註6： 下肢長度測量

以仰臥位測量髂前上棘經過髕骨中心，再到足部內踝的長度；或以站立的X光影像，測量由大腿股骨的股骨頭，經過膝蓋關節中心到足跟的距離。一般都是用於比較兩側長度上的差異。

註7： 腰椎神經根病變

神經根（Nerve Root）指的是脊髓在不同脊椎節段的分支，主要功能是控制肢體肌肉運動和感覺回傳到腦部。當涉及腰部脊椎的結構產生病變（如骨刺、椎間盤突出或細菌感染等），影響腰椎神經根的病理變化過程，即為「腰椎神經根病變」。

最常見發生的病徵是疼痛、麻痺、感覺異常或肌力減弱，疼痛程度可能會因不同個案反應而有很大的差異，並隨著站立、坐下、咳嗽和噴嚏而加劇。雖然病變經常是退化性關節炎引起，但其他如腫瘤和感染的病理過程，也可能引致腰椎神經根病變。

註 8： 寰樞關節

Atlanto-axialJoint，位於頸的上部。第一節頸椎叫做寰椎，為環狀結構沒有椎體，第二節頸椎叫做樞椎，寰樞關節就是在第一和第二節頸椎之間的關節，是個樞軸關節，它與頭顱枕骨處在同一個垂直軸上作左右回旋的運動。

寰樞關節在高位脊髓及生命中樞的部位，如果有勞損或退化，會引起許多慢性頭痛、暈眩問題；如果錯位嚴重，甚至會造成生命中樞壓迫，引起癱瘓或呼吸抑制等生命危險。

註 9： 脊骨神經學

Chiropractic，又稱為脊椎矯正或美式整脊等，是 20 世紀初期源起於美國的替代醫療技術，在過去 100 年的臨床應用和推動確定有臨床功效，所以歐美國家已將其納入正式的醫療教育及醫療保險給付。

脊骨神經學是透過運用手法或器材調整各個脊椎部位，改善脊椎間的半脫位（Subluxation），並以脊椎神經調整促使肌肉及內臟系統功能恢復正常操作。

脊骨神經學的理論，建立在脊椎角度不正會影響到人體的神經系統運作，從而影響人體健康，也經常是各種疾病產生的源頭。在美國，脊骨神經學有正式的學位、執照與職業工會；而在台灣與馬來西亞，脊骨神經學雖然未正式納入正規的醫療體系，但在臨床上確實在許多疼痛個案上可見明顯功效。

註 10： 骨小梁

Trabecular Bone，由許多針狀或片狀的骨質互相交織而成，骨小梁按照壓力、重力（地心引力）和肌肉張力的牽引方向有規則地排列，也跟隨不同角度的外力方向做變化，以適應各種改變。這種排列方式能達到最大的骨質堅固性，而適當的運動能刺激骨小梁的組織、預防骨質流失。

註 11： 身體質量指數

世界衛生組織建議以身體質量指數（Body Mass Index, BMI）來衡量肥胖程度，計算公式是以體重（公斤）除以身高（公尺）的平方。 依據衛生福利部國民健康署建議，我國成人 BMI 應維持在 18.5-24（kg/m2）之間，太瘦、過重或太胖皆有礙健康。研究顯示，體重過重或肥胖（BMI ≧ 24）為糖尿病、心血管疾病、惡性腫瘤等慢性疾病的主要風險因素；過瘦則會有營養不良、骨質疏鬆、猝死等健康問題。

註 12： 骨質疏鬆性骨折與壓迫性骨折

首先必須建立一個觀念，骨質疏鬆性骨折（Osteo-porotic Fracture）、壓迫性骨折（Compression Fracture）及疲勞性骨折，這 3 種形態其實互為表裡，可以同時發生在一名個案身上。當上了年紀的人因為體態歪斜引起身體兩側肌筋膜應用不平均，使骨骼長期受力不均，加上年紀老化後的骨質疏鬆，可在一個外力下引發骨折。這就是在三種形態同時具備下發生的骨折。

壓迫性骨折一般在 3 種狀況下發生。首先是個案本身已有骨質疏鬆症；第二是通常發生在脊椎椎體（Vertebral，以腰椎為主，其次是胸椎部位的椎體）；其三當身體受一個垂直重力，對椎體產生壓力。簡單來說，壓迫性骨折是當個案已有骨質疏鬆，又在歪斜不正的體態下受到垂直重力壓力而造成。

註 13： 新皮質

Neocortex，新皮質是哺乳動物大腦的一部分，在腦的最外層約 2-4 公釐厚。腦部新皮質又稱為認知腦，具有接收感覺、產生運動指令、學習認知、邏輯分析思考、空間推理及人類語言等功能。

註 14： 慢性脫髓鞘性神經病變

髓鞘（Myelin Sheath）指一層包裹在神經纖維軸索的管狀外膜組織，主要是由髓磷脂構成。脫髓鞘性神經炎分為急性或慢性的神經髓鞘破壞，引起周邊神經及神經根處於發炎狀態。當有慢性發炎（糖尿病）、急性發炎（病毒），或各種藥物與化合物等，都會引起不同嚴重程度和快慢的神經髓鞘破壞，使神經傳導產生問題、影響神經的功能，進而導致許多臨床神經症狀。症狀表現以急性或亞急性、局部或全身性的運動神經肌肉無力為主，另有手腳感覺神經異常。除了運動和感覺神經之外，還可能出現自律神經失調現象，如心律不整、血壓不穩定、解尿困難等症狀。

註 15： 白血球種類

白血球主要分為嗜中性球、嗜酸性球、嗜鹼性球、淋巴球以及單核球等 5 種。

註 16： 心臟節律器

自然的心臟節律器是人體透過腦的生命中樞，經過自律神經支配到心房部位的節律器。在心房和心室之間有一個房室節（Atrio-Ventricular Node,AVN），負責控制心跳的快慢節律，讓心跳速率維持在靜止時每分鐘 60-80 下；激烈運動時加速到每分鐘 120-140 下左右。

註 17：心房顫動

Atrial Fibrillation（AF）是陣發性或持續性心律不整的一種。因為心房部位有多個神經放電造成多發的不正常節律，使心跳過速，或處在

不規律的心律。大部分患者在發作時會自覺性心跳過快而有不適感，同時感覺到心悸、昏厥、呼吸困難、胸悶等症狀。心房顫動會增加心臟血栓形成，當心臟收縮時將血栓打到腦部，增加腦中風的危險性。

註 18：耳水不平衡

「美尼爾氏綜合症」俗稱耳水不平衡，是內耳的疾病，特點是患者會出現陣發性天旋地轉的暈眩，持續 20 分鐘或以上，並伴隨耳鳴、（低頻）聽力時好時壞、耳朵有阻塞的感覺或耳脹。不過耳水不平衡經常被濫用，一遇到頭暈症狀就說自己耳水不平衡是不正確的，因為引起頭暈的原因很多，包括耳朵、眼睛或本體感覺異常都有可能。

註 19： 器質性問題

即結構性問題，指的是因為身體疾病或其他器官有病變，影響正常功能、引發疾病。

註 20： 腸漏症

腸漏症較常被應用在慢性敏感的患者。原本分布在黏膜細胞表面的黏液與其緊密相連的腸道黏膜細胞，因各種外在刺激因素出現漏洞（電子顯微鏡下的觀察），即為腸漏症。發生原因可能是長期食用過多的高溫煎炸食物，煎炸食物氧化的自由基會破壞口腔和腸道的黏膜；另外許多孩童太小就服用過多抗生素消炎藥，也同樣會讓腸道的細菌菌種失衡，引發腸漏症。

註 21： 現在許多有機食品店仿效國外推廣無麩質飲食 Gluten Free。這是西方人對於常見的麥類食品敏感而做的防治，卻不見得是東方人常見的敏感源。東方人較常見的敏感源包括牛奶、雞蛋和黃豆類相關食品，一般人可透過檢測得知有無慢性食物敏感。

國家圖書館出版品預行編目 (CIP) 資料

體態平衡與疼痛的根源：揪出全身疼痛的關鍵原因！／
蔡定成、張嘉和、葉明嘉著 . -- 初版 . -- 臺北市：墨刻
出版：家庭傳媒城邦分公司發行 . 2019.11
面；　公分 . -- (運動星球叢書)
ISBN 978-986-289-503-0(平裝)

1. 姿勢 2. 健康法 3. 疼痛醫學

411.75　　　　　　　　　　　　　　108019479

墨刻出版 運動星球　叢書

體態平衡與疼痛的根源
揪出全身疼痛的關鍵原因！

作　　　者　蔡定成、張嘉和、葉明嘉
責 任 編 輯　林宜慧
美 術 設 計　袁宜如
插 畫 設 計　葉芷伶

發　行　人　何飛鵬
總　經　理　李淑霞
社　　　長　饒素芬
出 版 公 司　墨刻出版股份有限公司
地　　　址　台北市民生東路 2 段 141 號 9 樓
電　　　話　886-2-25007008
傳　　　真　886-2-25007796
E M A I L　service@sportsplanetmag.com
網　　　址　www.sportsplanetmag.com

發　　　行　英屬蓋曼群島商家庭傳媒股份有限公司城邦分公司
地　　　址　104 台北市民生東路 2 段 141 號 2 樓
讀者服務電話　0800-020-299
讀者服務傳真　02-2517-0999
讀者服務信箱　csc@cite.com.tw
劃 撥 帳 號　19833516
戶　　　名　英屬蓋曼群島商家庭傳媒股份有限公司城邦分公司

香 港 發 行　城邦（香港）出版集團有限公司
地　　　址　香港灣仔駱克道 193 號東超商業中心 1 樓
電　　　話　852-2508-6231
傳　　　真　852-2578-9337
馬 新 發 行　城邦（馬新）出版集團有限公司 Cite(M) Sdn. Bhd.(458372U)
地　　　址　41,Jalan Radin Anum, Bandar Baru Sri Petaling, 57000 Kuala Lumpur, Malaysia
電　　　話　603-90578822
傳　　　真　603-90576622

經　銷　商　聯合發行股份有限公司（電話：886-2-29178022）、金世盟實業股份有限公司
製 版 印 刷　漾格科技股份有限公司
城 邦 書 號　LSP003

ISBN 978-986-289-503-0
定價 380 元
2019 年 11 月初版一刷